ハーバード×スタンフォード

の眼科医が教える

放っておくと怖い 目の症状25

梶原一人
KAJIWARA KAZUTO

8万6000人を救ったスーパードクターが教える
100歳まで視力を失わない方法

ダイヤモンド社

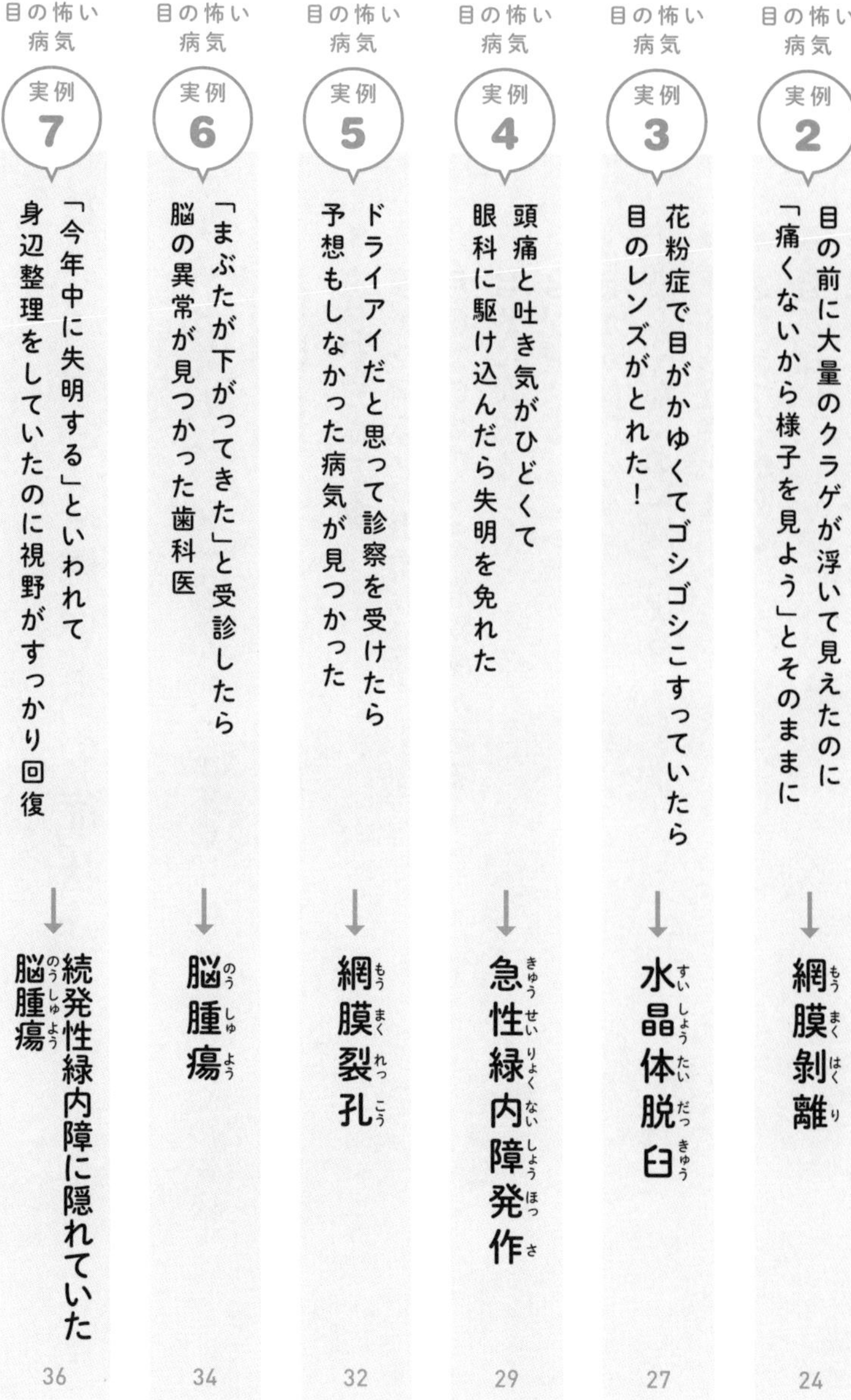

PART 2

放っておくと怖い目の症状25

PART 3

自覚症状ゼロ!? 放っておいたら怖い目の病気

PART 4 自宅でできるDr.かじわら式セルフケア

PART 5

「押す」「回す」「温める」「力を抜く」Dr.かじわら式10秒エクササイズ

Epilogue

目との正しいつき合いかた

ハーバードとスタンフォードで11年

その症状、放っておくと手遅れになるかも

「モノがぼやけて見える」
「視力が下がってきた」
「目がかすむ」

なんとなく気になる目の症状があっても、そのまま放置していませんか？

目の疾患には、これといった自覚症状がないままじわりじわりと進行して、気づいたときには失明寸前になるものがいくつもあります。

「目が疲れているんだろう」
「年のせいだろう」

そんなふうに〝自己診断〟して放ったらかしにしがちな症状のウラに、目を急激に衰えさせる病気がひそんでいることも少なくありません。

「頭痛がする」
「ムカムカして吐き気がする」

こんな目とは関係ないように思える症状が、実は目が見えなくなってしまう病気の兆候だったりするのです。

東京・錦糸町にある「眼科 かじわら アイ・ケア・クリニック」には、毎日のようにたくさんの患者さんが、視野が欠けたり黒いゴミのようなものが見えたりして見えづらくなってから、あわててやってくることが多いです。


「もっと早く病気を特定できていれば、適切な治療ができたのに」

「目の病気について正しい知識があれば、ここまで視力を落とさずにすんだのに」


そんな思いをすることが決して少なくありません。

また近年、自分の病状に不安を持ちながら、納得いく治療が受けられずに「眼科難民®」となっている人が増えています。

手遅れになってしまい、後悔する患者さんを1人でも減らしたいという気持ちでいっぱいです。

本書では、そんな多くの人が感じている目の症状について、考えられる原因には何があるのか、自分でできることは何か、そしてどう治療するべきなのかを、科学的な事実に基づいてお伝えします。

世界的権威のある科学誌『ネイチャー』『サイエンス』に論文掲載

私の父は医師であり基礎医学の研究者でもあり、人に感謝された話などを子どもの頃からよく聞かされていました。その影響で私は、「人に喜んでもらえる仕事っていいな」という憧れから医師になることを決意し、慶應義塾大学の医学部に入りました。

卒業後に眼科医として働き始め、多くの目の病気と向き合っていたのですが、そこで「不治の目の病」を患う人が多いことに愕然としました。私は、目の病気で苦しむすべての人を助けられるわけではないという無力さを痛感したのです。

「治らない」といわれる病気の原因を突き止めて治療法を見つければ、より多くの患者さんを救うことができるはず。そう思った私は、米ハーバード大学にリサーチ・フェロー（研究員）として留学しました。

ハーバードでは、遺伝子異常（突然変異）が原因で視野が次第に狭くなり、だんだんと明るい場所でなければ見えづらくなって、失明する可能性もある目の難病「網膜色素変性症」を研究していました。そしてハーバード1年目で、世界的に権威がある英科学誌『ネイチャー』に論文が掲載されました。自分でいうのもなんですが、『ネイチャー』に論文が掲載されるのは、研究者としてかなり栄誉なことです。

「網膜色素変性症の解明につながるかもしれない」と意気込んだ私は研究を続け、また新しい発見について論文を書くと、これも世界的に権威がある米科学誌『サイエンス』に掲載されたのです。

世界中の研究者が論文掲載を夢見る科学誌の両雄『ネイチャー』『サイエンス』に論文が掲載されたことは、私の大きな励みになりました。

しかし、研究を続けていくうちに、わかってきたことがありました。「網膜色素変性症」の原因となる遺伝子は1つや2つではないということです。

「すべての遺伝子を見つけ出すには、気が遠くなるような年月がかかる」と考えた私は、別のアプローチから難病の治療に挑もうと、4年間を過ごしたハーバード大学を去りました。今度は米スタンフォード大学で研究を続けることにしたのです。

スタンフォードでは、7年間研究に打ち込みました。こうして世界最高峰の大学2校で、計11年間研究を続けた結果、私はある考えに至ります。

当時40歳を目前にしていた私は、医師として残された人生には限りがあることを再認識。「目の悩みを抱えて困っている人たち」を救うには、目の前の人を助けるという医学の原点に立ち戻って、いま持っている医学的な知識と経験を総動員して、医師として患者さんに関わるべきだと考えたのです。

米国の医療界では、「TLC」(Tender Lovely Care)という言葉がよく使われます。これは「患者さんの立場になって優しく心のこもったケアをする」という意味です。私はこの言葉を実践する自分のクリニックをつくろうと、日本への帰国を決意したのです。

症例8万6000以上の行列ができるクリニック

日本に帰国した私は、東京大学医科学研究所や理化学研究所に籍を置きながら開業の準備を進めました。そして2006年、自分のクリニックを開業したのです。

クリニックには連日、診療開始前から行列ができるようになりました。新型コロナウイルスの蔓延で「緊急事態宣言」が発令されたときでさえ、目に不安を抱える患者さんたちがクリニックに大勢訪れました。

噂を聞きつけた患者さんたちが、東京近郊だけでなく北海道から沖縄まで、日本全国から訪れています。

これまでおよそ15年間で、8万6000人以上の患者さんの診療をしてきました。そこで実感したのが、目に違和感があっても「とりあえずそのまま」にしてしまう人がとても多いこと。それが目の状態を悪化させ、ときにはとり返しのつかない事態に陥ってしまうのです。

もちろん、特別な治療をしなくても、症状が悪化しないケースもあります。でも、そのままにしておいていいかどうかを判断するには、正しい情報を得なければなりません。

「ブルーベリーのサプリメントを飲んでいれば大丈夫」

「しょっちゅう目薬をさしていれば、たいした病気にはならない」

こんな都市伝説のようなことを信じて実践している人ほど、目の健康が損なわれている可能性が高いのです。

特定のサプリメントが効果的な疾患もあれば、飲んでいても意味のない病気もあります。また「目にいいだろう」と思われていることが、逆効果の場合も少なくありません。

さらに最近では、テレワークの広がりによって、在宅勤務をする人も増えています。また、外出を控えようと自宅でゲームをしたり、スマホやパソコンで動画を観たりして過ごす時間が増えた人も多いはずです。

実は「目に負担をかける生活」をしているときこそ、目の病気を発見するチャンスです。たとえば、毎日のように同じ画面を見ていれば、昨日と違うちょっとした見え方の変化にも気づきやすくなります。

人生100年時代といわれるようになったいま、目の健康を維持することはQOL（クオリティー・オブ・ライフ＝生活の質）を高く保つために欠かせないことです。

私の初の著作である本書で、症状によって異なる目の正しいケアや対処法を1人でも多くの人に伝えることができればと願っています。

Let's check

放ったらかしにしたら危ない！

「目立った症状がないけれど、なんとなく目の健康に不安を抱えている」「痛みはないものの、目に違和感がある」

そんな人はもちろんのこと、「目に問題を抱えている」という自覚症状がまったくない人も、次にあげる項目でセルフチェックをしてみましょう。

- □ 目がゴロゴロするなど不快感がある
- □ いつも目が乾いている
- □ 気づくと目の前に糸くずが浮かんで見える
- □ スマホの画面が見づらくなった
- □ リモートワークで長時間、パソコン画面を見続けている
- □ しばらく健康診断や人間ドックを受けていない
- □ 眼科を受診したのはずいぶん前だ
- □ 運転免許の更新時に視力がガクッと落ちていた
- □ 高血圧だといわれている

- □ 血糖値が高く糖尿病を疑われている
- □ タバコ（電子タバコ）を吸っている
- □ 人混みで人とぶつかりやすくなった
- □ 階段を下りるのが怖いと思う
- □ メガネやコンタクトレンズの度数を変えないと見えなくなった
- □ 光がいつもよりまぶしい
- □ ときどき文字がかすんで見える
- □ まっすぐなものが曲がって見える
- □ モノがゆがんで見える
- □ 片目の見え方がおかしい
- □ 目にいいといわれるサプリを飲んでいる
- □ これまで眼科のお世話になったことはない

↓ 2つ以上あてはまる項目があったら要注意です。

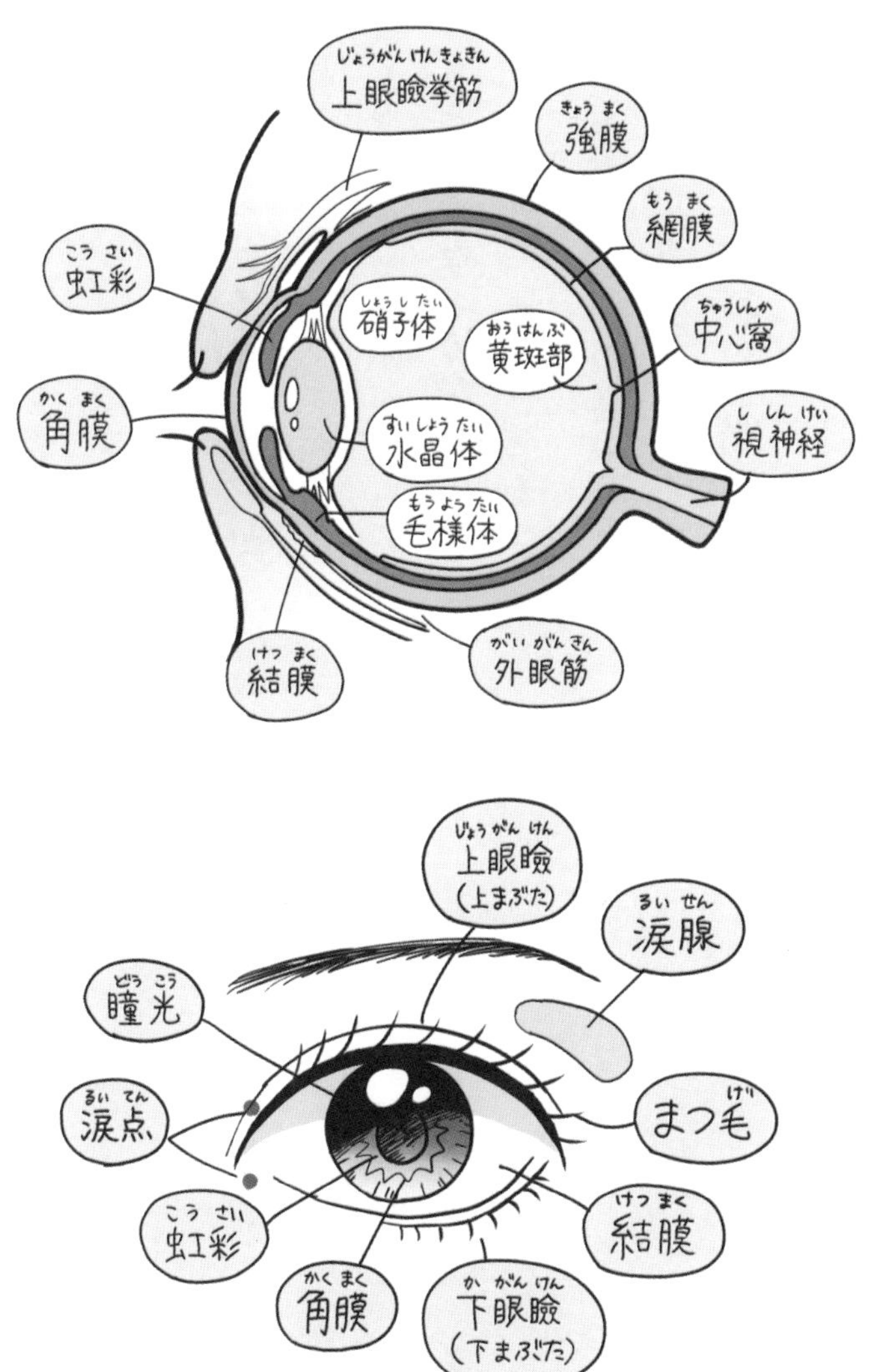

知っておきたい目のつくり

PART 1

痛くも かゆくもないのに 失明寸前!?

知らない間に進行している「目の怖い病気」

「目が乾く」「なんとなく見えづらい」など、誰にでもありそうな症状のウラに隠れていた目の怖い病気について、私のクリニックの実例を紹介していきましょう。

目の怖い病気 実例 1

運動会でビデオを撮っていたら走っている子どもを見失った

↓

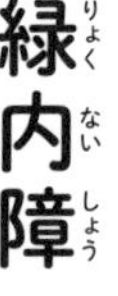

小学生のお子さんがいる40代の女性が「なんだか、目がおかしいな?」と思い始めたのは、お子さんの運動会がきっかけでした。

わが子が走る姿を撮影しようとビデオカメラで追っていると、見失うことが何度かあったのです。

そのときは「ビデオカメラの操作が下手だったのかもしれない」「ほかの子にまぎれちゃったのかな?」などと考えて、さほど気にしなかったそうです。

しかしその後、動いている人やモノだけでなく、周りの景色や鏡に映った自分の顔さえもところどころ見えなくなることがあると気づきました。

そこでようやく「これはおかしい」と思い始めたものの、痛みなど特別な症状があるわけではないので、忙しさもあってそのまま放置して様子を見ていました。

するとその後、見えない範囲が少しずつ広がり、買い物に行こうと自転車にのるのもためらうくらいになりました。そうなってからようやく、「さすがにこれはマズイ！」と危機感を抱き、私のクリニックを訪れたのでした。

検査の結果は「緑内障」。しかも、かなり進行した状態でした。

緑内障とは、目の奥にある「視神経（ししんけい）」の細胞がダメージを受けて、少しずつ視野が狭くなっていく病気です。

緑内障は日本人の失明原因の1位であり、40歳以上の20人に1人は緑内障といわれています。

緑内障は自覚症状がほとんどありません。目の痛みや充血などの症状はなく、初期や中期はおろか失明寸前まで「見えない」と感じることもほとんどないのです。そのため、この女性のように、かなり病状が進行するまで気づかない人がとても多いです。

私は、両眼のどの部分の視神経に障害があるか、そして「どこがどれだけ見えていないか」の検査結果を見てもらいながら症状を説明し、すぐに治療の準備を進めました（緑内障を含めて、本章の実例で紹介する目の病気については、次のＰＡＲＴ２でさらに詳しく説明します）。

目の怖い病気

実例 2

目の前に大量のクラゲが浮いて見えたのに「痛くないから様子を見よう」とそのままに

↓

網膜剥離（もうまくはくり）

「モヤモヤしたゴミみないなものが浮かんで見えるときがある」

もしあなたがそういったら、周りにいる人ほぼ全員が「私もそう」「いつもあるよ」と答えるでしょう。

でも「みんながそう」だからといって、放っておいてもいいとは限りません。

明るいところや白い壁を見つめたとき、蚊や髪の毛、糸くずのようなものがあたかも浮遊しているように見える。まばたきをしても浮遊物が視野に残る。そして、視線を動かしても一緒に移動するけれど、暗い場所では気にならなくなる。

こんな症状を「飛蚊症（ひぶんしょう）」といいます。中には「目の前でクラゲがうじゃうじゃ動いているように見える」というケースもあります。

そんな飛蚊症の正体は、目の中にあります。

私たちの眼球の中には、「硝子体（しょうしたい）」と呼ばれるゼリー状の透明な物質が詰まっています（20ページ参照）。目の外から入ってくる光は、このゼリー状の「硝子体」を通って目のフィルムといわれる「網膜」まで届きます。

ところが、**硝子体に濁（にご）りが生じたり、硝子体を包む膜にシワができたりすると、その影が網膜に映って蚊や髪の毛、糸くずのようなものがあたかも浮遊しているように見えるのです。**

濁りやシワの原因は、放っておいても大丈夫な生理的なものが多い一方、〝網膜剥離の前兆〟という場合もあります。飛蚊症の症状を自覚したら自己診断せず、眼科医による検査をしたほうがいいです。

私のクリニックを訪れた50代の女性は、あるとき急に「目の前に浮いているクラゲの数が増えた」と感じたそうです。でも「目が疲れているのかな？」と、しばらく様子を見ることにしました。というのも、クラゲがうじゃうじゃ見える日もあれば、少なくなる日もあったからです。

そんな状態が3週間ほど続いた後、なかなかクラゲの数が減らないため、私のクリニックを訪れたのでした。

この女性の場合、検査をすると眼球のゼリー状の物質である「硝子体」が少し縮んだとき、目の一番奥にあって光を受け止めるスクリーンの役割である「網膜」を強く引っ張って穴が開いていました。その裂け目から網膜が浮き上がって「網膜剥離」を起こしていたのです。

すでに広い範囲で網膜が剥離しており、手術以外の選択肢はない状態でした。緊急で手術の手配をして、幸いにもそれ以上の剥離を食い止めることができました。

しかし、3週間も「様子を見る」ことなくすぐに来院されていれば、レーザーで処置するだけで手術の必要はなかったかもしれないのです。

会社を休んで入院したり安静にしなければならなかったりと、手術をすると大変です。

このように飛蚊症には目の網膜に穴が開いて発症するケースがあり、網膜剥離の前兆という場合もあるので、放置すると失明する恐れもあります。

だからこそ、飛蚊症を自覚したら検査をするべきなのです。

網膜剥離以外にも、さまざまな種類の眼底出血でも飛蚊症は起こりますから、「これくらいは大丈夫」と考えるのは危険です。

目の怖い病気 実例 3

花粉症で目がかゆくてゴシゴシこすっていたら目のレンズがとれた!

↓

水晶体脱臼（すいしょうたいだっきゅう）

「急に目が見えなくなりました」と、クリニックに駆け込んできたのは、40代の男性でした。

すぐさま目の状態を診察すると、なんと、**モノを見るときにピントを合わせるレンズの役割である「水晶体（すいしょうたい）」が、目の奥へ落っこちてしまっていたのです。**

目のレンズである「水晶体」があるべき位置にないと、焦点が合わないので、視界がぼんやりとします。急に片目の焦点が合わなくなったこの男性は、急きょ仕事を休んで診察に訪れたのです。

私たちの瞳の一番外側には「角膜（かくまく）」があり、その内側に「水晶体」があります。

水晶体はいくつもの細い繊維に支えられていますが、この男性は花粉症で1日中ゴシゴシと目をこすったり、まぶたの皮膚を叩いたりしていたら、繊維が切れて水晶体が外れてしまったのです。

もちろん、目をこすったからといって、誰でもすぐに水晶体が目の奥へ落っこちてしまうわけではありません。

たとえば、遺伝に関係する「マルファン症候群」と呼ばれる全身の結合組織が弱い体質の人は、水晶体の繊維が切れやすく、ズレやすい傾向があります。

また、「アトピー性皮膚炎」を抱える人も、水晶体の繊維が弱かったり網膜が薄かったりするケースが少なくありません。

この男性はもともとアトピー性皮膚炎で、目の周りの皮膚が荒れていたことに加え、花粉症で目がかゆくて仕方がなく、1日中目の周りをこすったり叩いたりしていました。

そのため、水晶体の繊維が弱ってゆるみ、ついに水晶体が外れてしまったのです。
この男性は手術によって外れた水晶体をとり除き、人工の眼内レンズを入れ、もと通りに視力を回復することができました。

頭痛と吐き気がひどくて眼科に駆け込んだら失明を免れた

急性緑内障発作

会社の健康診断（眼圧検査）で「緑内障」の可能性を指摘された40代の女性は、自宅から近いということで私のクリニックを訪れました。

検査してみると、幸いにも緑内障ではありませんでした。しかし、**「急性緑内障発作」を起こしやすい目の形状なので、定期的に検査を受けるように念を押しておきました。**

私たちの目は、目の表面を潤す涙とは別の水（房水）が目の内側で絶えず産生され、「角膜」など血管がない組織に栄養を与えたり、「眼圧」を調整していたりします。

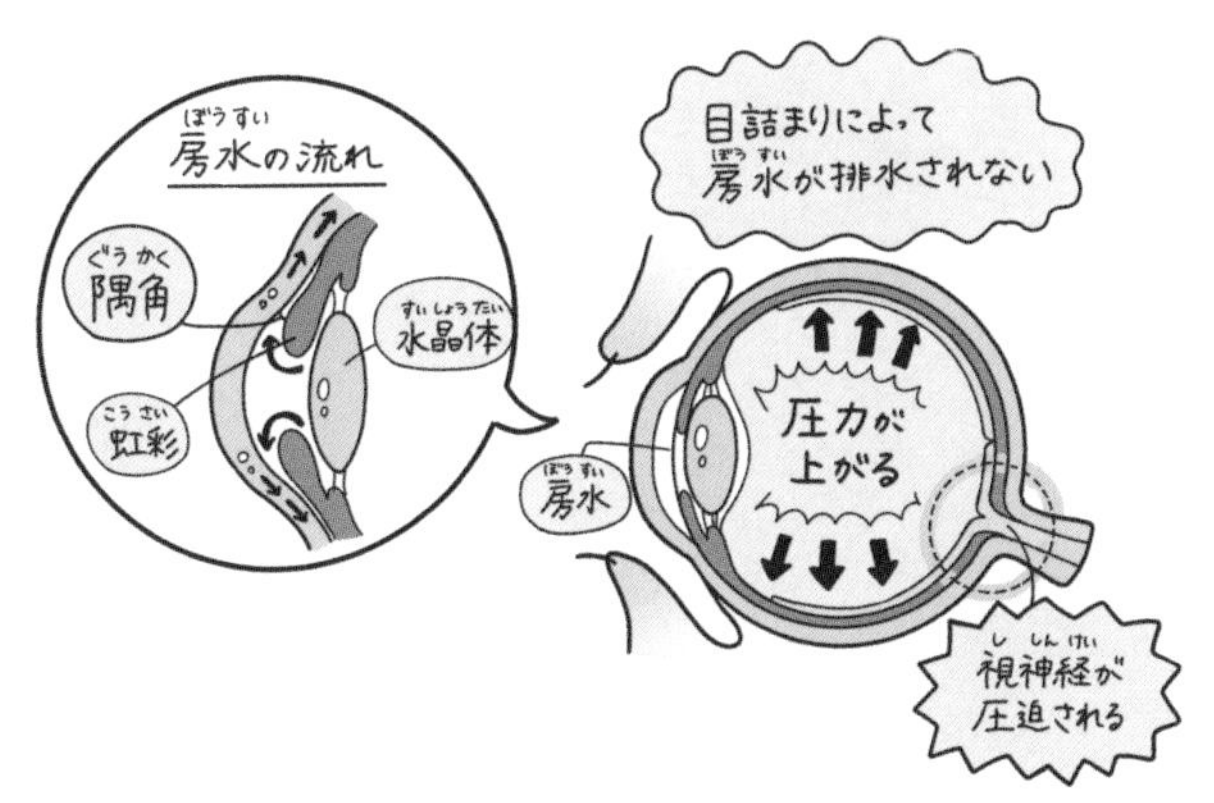

なぜ眼圧が上がると目に悪いのか？

眼圧というのは「眼球内の圧力」のことです。まぶたの上から眼球をそっと触ると弾力を感じますが、これは眼球内を満たしている房水の圧力によるものです。

この房水による眼球内の圧力を「眼圧」というのです。

房水は目の中を循環した後、静脈へと排泄されますが、水分の出口（隅角）が狭い人が一定の割合でいます。特に視力がよかったり遠視だったりする人の目は、この出口が狭い傾向があります。

そして房水の出口が狭い人は、加齢によって水分が詰まりやすくなる可能性があるのです。

出口が狭くて行き場がなくなった水分によって眼圧が高まると、視神経を圧迫します。眼圧が「50〜

60mmHg（ミリメートルエイチジー）」（正常値は10〜21mmHg）以上になると、視神経が急激にダメージを受け、数日以内に失明する可能性が高まります。

この状態が「急性緑内障発作」です。急性緑内障発作のやっかいなところは、発作が起きたときの症状が目の痛みだけでなく、「激しい頭痛」や「吐き気」のほうが、むしろ強い場合があるということです。

こうした症状で救急外来に行っても、真っ先に疑われるのは脳の疾患です。CT（コンピューター断層撮影法）やMRI（磁気共鳴映像法）で調べても脳の異常は見つからず、原因不明で痛み止めを処方されて帰されるケースもあります。

検査をして数年後、この女性は明け方に急激な頭痛と吐き気を感じ目が覚めました。「急性緑内障発作」を起こしやすいといわれていたので「もしかしたら？」と、すぐに眼科の診療を行っている救急外来を受診しました。

そこで、早急に詰まった房水の出口をレーザーで広げ、眼圧を下げるなど複数の処置を受けたことで、幸いにも失明を免れたのです。

急性緑内障は、虹彩炎や糖尿病などの眼底出血といった、ほかの病気によって隅角が詰まって起こる「続発性」のものもあります。

ドライアイだと思って診察を受けたら予想もしなかった病気が見つかった

網膜裂孔（もうまくれっこう）

パソコン仕事が中心の生活で、よく目が乾くことがあった50代の女性。なんとなく「ドライアイかな」くらいに思っていたのですが、ほかにこれといった自覚症状がないため、市販の目薬を頻繁（ひんぱん）にさしながら日常生活を送っていました。

ドラッグストアで買えるドライアイ用の目薬は、防腐剤などが入っているものがあるため、もっと目に優しい目薬の処方を希望して、私のクリニックを訪れました。眼科の受診は10年以上ぶり。さらに健康診断も5年近く受けていないとのことだったので、同意していただいたうえで、ひと通り目の検査を行いました。

私のクリニックでは、通常の検査や眼底検査でわずかでも異常が見つかったり患者さん自身が希望されたりする場合には、視力や眼圧以外にもさまざまな方法で徹底的に目の状態を調べます。

まだ導入している眼科がそう多くはない、レーザー光を用いて網膜など目の内部を調べるＯＣＴ（Optical Coherence Tomography＝光干渉断層計）という最新機器を使うと、目の奥の網膜まで立体的にモニターで見ることができます。

そのＯＣＴを使った検査の結果、この女性は通常の視野検査では判断が難しい、初期の緑内障が見つかったのです。

実は私のクリニックで緑内障が発覚した人の来院動機の1位は、この女性のようにほかの症状で受診されたケース。次に多いのがコンタクトレンズの処方を希望し、眼底検査をした結果、緑内障が見つかるケースです。

それほどまでに緑内障は、自覚症状がないまま進行する恐ろしい病気なのです。

この女性は、目の奥にある網膜に裂け目ができる「網膜剥離」も併発していました。

人によっては年齢を重ねると、眼球の中を満たしているゼリー状の物質である「硝子体」が減ったり変質したりして、揺れ動くようになります。

そして、網膜と硝子体に癒着（ゆちゃく）している部分があると、硝子体が揺れ動くたびに網膜が引っ張られて、次第に裂け目ができてしまうのです。

この状態を放っておくと網膜剥離の原因になります。この女性は、裂け目の周囲をレーザー光でふさぐ治療を行い、進行を食い止めました。

緑内障のほうは症状が軽いとはいえ、まだ50代。人生の折り返し地点に差しかかったばかりですから、これからも視力を維持するため、治療を進めました。

目の怖い病気 実例6

「まぶたが下がってきた」と受診したら脳の異常が見つかった歯科医

↓

脳腫瘍(のうしゅよう)

この実例は目の検査から脳の異常が見つかったケースです。

朝、メイクをするときに「なんだか、まぶたが下がってきたな」と感じることが多くなった30代の女性。職業は歯科医です。

加齢による筋肉や皮膚のたるみが原因となることが多い「眼瞼下垂(がんけんかすい)」だろうと自分で勝手に思い込み、なんだかいつも眠たそうで老けて見えることも気がかりだったので、どうにかしたいと私のクリニックを訪れました。

眼瞼下垂は、加齢とともにまぶたを引き上げる「挙筋腱膜（きょきんけんまく）」という筋肉、または神経の異常で、まぶたが下がる病気です。

加齢が原因で目が大きく開かなくなるケースが多いのですが、若い人にも増えています。筋肉が原因の場合、加齢にともなうもの以外に、花粉症などで目をこすり続けたり、コンタクトレンズによってまぶたの内側から慢性的な刺激が加わったりすることが原因になることもあります。

この女性の場合、両目だけでなくおでこなど、さまざまな方向から診察したところ、左目のまぶたが下がっている原因が〝目の変形〟であることに気づきました。

目の奥から眼球が押されて、わずかに前方（なおかつ下方）へ突出していたのです。そんな目の変形の結果として、まぶたが下がって見えたのです。筋肉の衰えではなく、目の奥から脳にかけて問題がありそうだと考えた私は、CTで頭蓋（ずがい）内を確認しました。すると、なんと脳や脊髄（せきずい）を守るための膜である「髄膜（ずいまく）」に大きな腫瘍（しゅよう）があることがわかったのです。脳腫瘍が、おでこの骨である「前頭骨（ぜんとうこつ）」を内側から押したため、まぶたが下がり、眼瞼下垂のような症状を起こしていました。

手術が必要になるため、私はすぐに脳神経外科を紹介しました。この女性のように、ささいな症状から目や目の奥、そして体にひそむ怖い病気が見つかることは決して少なくありません。

目の怖い病気 実例 7

「今年中に失明する」といわれて身辺整理をしていたのに視野がすっかり回復

続発性緑内障に隠れていた脳腫瘍（のうしゅよう）

「残念ですが、今年中には両目とも見えなくなるでしょう」

緑内障の治療で通っていた眼科医に、そう宣告されたという60代の女性。失明してしまったら外出もままならない、もう孫の顔も見られなくなると絶望し、所持品などの身辺整理を始めていたそうです。

あまりに落ち込みが激しく、家に引きこもるようになったこの女性の娘さんが、「なんとかならないか」とインターネットで「緑内障治療」のキーワード検索をして、私のクリニックを訪れたのでした。

診察すると、激しい「ぶどう膜炎」に起因する「続発性緑内障」ではあるものの、一般的な緑内障の状態とは微妙に異なる視野障害だったため、私は脳の状態を確認しようとMRI検査をしました。

すると、両目から伸びている視神経が交差する脳の「視交叉上核（しこうさじょうかく）」という場所に大きな腫瘍が見つかりました。

この女性の場合、網膜疾患の「ぶどう膜炎」による「続発性緑内障」のウラに、脳の「下垂体腫瘍（かすいたいしゅよう）」が隠れていたのです。

緑内障の中には「ぶどう膜炎」や「糖尿病」などの病気によって眼圧が上がって視神経の障害となる「続発性緑内障」という特殊なケースもあります。

この女性の場合、「ぶどう膜炎」が重症で薬では治らず、結果として上昇した眼圧もコントロールできないうえに、下垂体腫瘍が圧迫し、視神経が常に高い圧力で、しかも複数の場所でダメージを受け続けていたのです。

続発性緑内障の場合、緑内障の治療と同時に、原因となる病気の治療もあわせて行わなければなりません。

視神経が長期間にわたりダメージを受け続けていた場合、脳腫瘍をとり除いてもさほど回復しないケースもあります。

しかし、一時は死まで覚悟していたこの女性の場合、手術によって脳腫瘍をとり除くと「カーテンを開けたように明るくなりました！」というくらいに見えやすくなり、娘さんも驚くほどすっかり元気になったのです。

緑内障はあったものの、「今年中には失明する」と医師に宣告された視神経障害の本当の原因は、脳腫瘍だったのです。

そして「見える間にやりたいことをやろう」と、新たに山登りを始めたり、友人とカラオケに出かけたりと、活発に外出するようになりました。

着る服やヘアースタイルまで明るくなり、私もクリニックのスタッフたちも驚くほどです。

PART 2

放っておくと怖い目の症状25

私たちの脳に届く情報のおよそ8割は、目から入るといわれます。それほどに目は重要な「感覚器官」なのです。

目でモノを見る仕組みは、よくフィルム式のカメラにたとえられます。簡単に説明すると、下の図のようになります。

カメラで撮影するときは、シャッターを押す前にピントを合わせたり、光の量を絞ったりして調整します。

私たちの目も、「角膜」という第1のレンズを通った光は、「虹彩」という〝絞り〟で光の量を調整。虹彩の中央には「瞳孔」

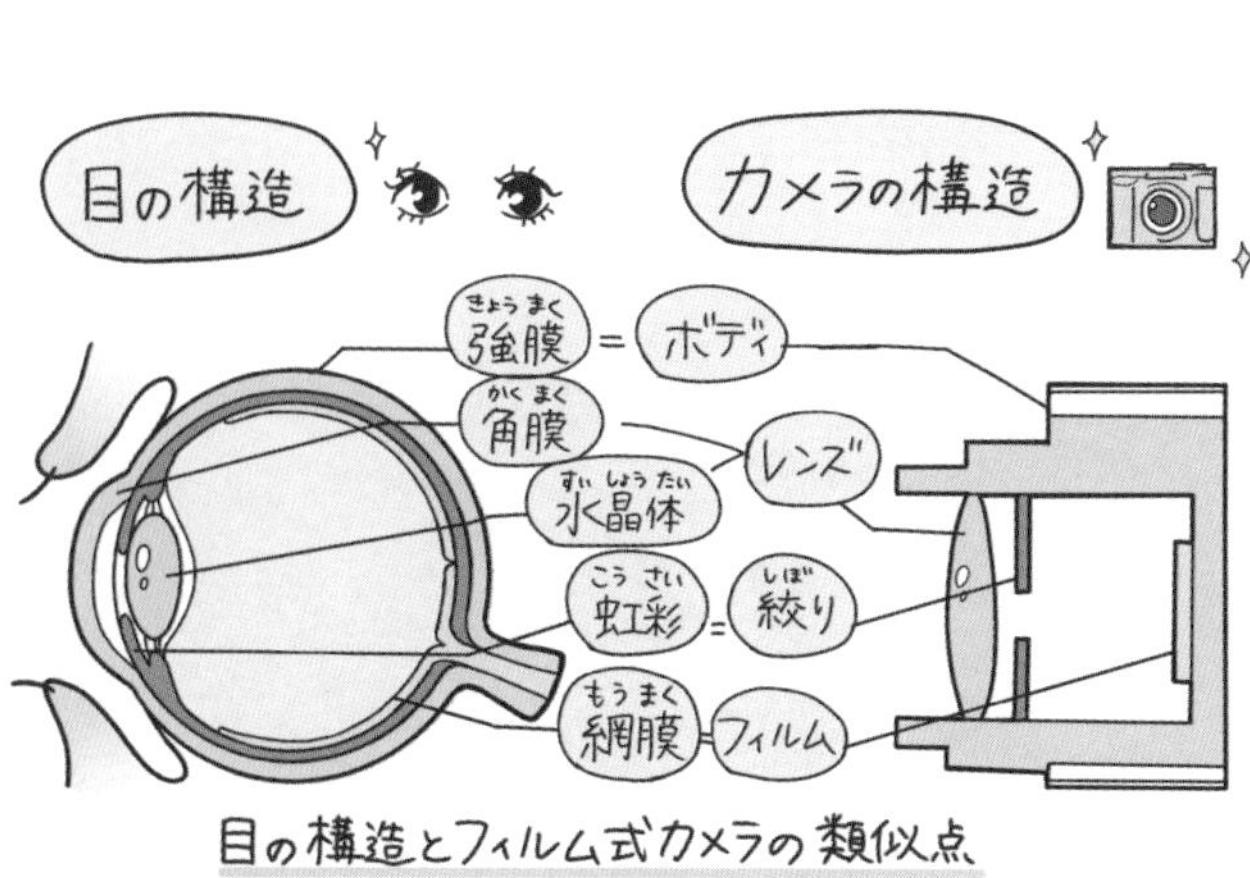

目の構造とフィルム式カメラの類似点

という穴があり、明るいところでは小さく絞り、暗いところでは大きく開いて、目の奥に届く光の量を調節しています。

瞳孔を通過した光は「水晶体」という第2のレンズが、自身の厚みを変化させてピントを合わせます。水晶体を過ぎると、眼球の中を満たすゼリー状の物質である「硝子体」を光が通過。硝子体は眼球の形を維持すると同時に、水晶体で屈折した像をフィルムである「網膜」で結ぶまで、一定の距離を維持します。

このように、目はさまざまな働きをするパーツが集まった〝小型精密機械〟ともいえます。それだけに、いろいろな場所で不具合を起こしやすく、病気の種類も多岐にわたるのです。

しかも病名は漢字だらけで専門的ですし、「何がどうなっているのかわかりにくい」という患者さんも多いです。そこでこれから、代表的な目の症状から考えられる原因と対処法を紹介していくことにします。

よく患者さんに聞かれる質問をベースに、Q&A形式でわかりやすく説明していきましょう。

1 白目が充血する

市販の「充血に効く」目薬はおすすめしない

Q　寝不足になると、目が真っ赤になるので、よく「充血用」の目薬を使っています。

A　充血用の目薬を常用すると、薬が切れるとかえって充血するようになるので、使いすぎないほうがいいですよ。

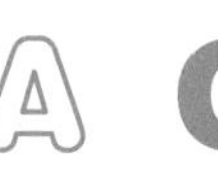

Q　ときどきなら大丈夫ですよね？

A　どうしても気になる場合だけ、限定的に使うほうがいいでしょう。

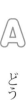

白目の部分が充血するのは、すぐ下を通る血管が拡張して浮き出て見えるからです。血管は理由があって拡張していますから、根本的な原因を解消しなければなりません。ところが「充血に効く」という目薬には、血管収縮剤が入っており、原因がなんであれ、充血は治まってしまうんです。すると一時的に充血は治まっても、病気が原因の場合、進行してしまう恐れがあります。

Q 病気が原因かどうかは、どうやって判断すればいいのでしょう？

A 「痛みやかすみ、まぶしさがないか？」がポイント

まず、充血しているときに「痛み」「かすみ」「まぶしさ」がないかがポイントです。痛みやかすみをともなう場合は「虹彩炎（こうさいえん）」など、深刻な疾患の可能性があります。目に入った光を調節する「虹彩」のすぐ後ろには、目のレンズである「水晶体」があります。虹彩と水晶体が癒着を起こすと瞳が変形し、「続発性緑内障」を起こすこともありますし、最悪の場合、失明したりする可能性さえあるんですよ。

「たかが充血」なんて、あなどれないですね。

A

そう、だからたとえ痛みやかすみがない場合でも、目薬を使わずに2～3日様子を見て、それでも治まらない場合は、眼科を受診したほうがいいでしょう。

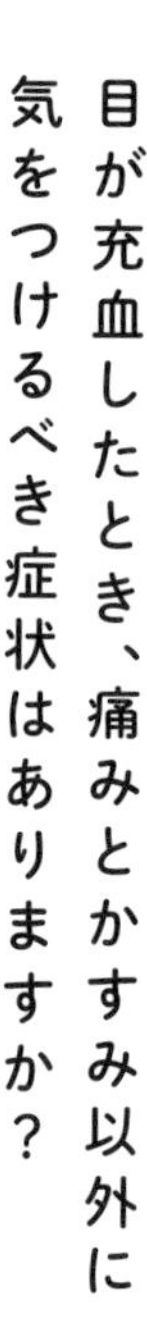

目が充血したとき、痛みとかすみ以外に気をつけるべき症状はありますか？

A

目やにがひどいときは、気をつけたほうがいいですね。ばい菌が入った可能性が考えられます。

ドラッグストアでも「抗菌作用」のある目薬は手に入りますが、市販のものは成分の選択や濃度の調整の具合によって合う合わないがあります。だから、眼科を受診して、自分の症状に合った目薬を処方してもらったほうが安全です。

Q

私はアレルギー持ちなので、花粉の時期には、目が真っ赤になることがよくあるんですよ。

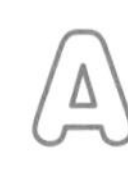

そうやって原因が「花粉」だとか「ハウスダスト」だと特定できていて、かゆみが軽症ならば、防腐剤の入っていない「涙液型（るいえきがた）」といわれる涙に近い成分の目薬で、アレルゲン（アレルギーの原因物質）を洗い流してみるのもいいでしょう。また、アレルギーで充血しているとわかっていて、市販のアレルギー用の目薬で症状が改善するのであれば、それでもいいと思います。

ただお話ししたように「単なる充血」とは思わないでください。理由なく充血することはありません。そのウラに病気がひそんでいる可能性があるので、原因がハッキリとわからないのであれば、やはり眼科を受診したほうがいいでしょう。

白目が充血したら

- **どうしても気になるとき以外は、基本的に充血用の目薬は使わないこと。**
- **アレルギーなど、原因が特定できる場合は、市販の目薬を使うのもアリ。**

＊2〜3日経っても治まらない、もしくは痛みやかすみをともなう、目やにが増えたときなどは眼科を受診

2

目がショボショボする、乾く

涙の量、もしくは質の変化が大きな原因

Q **エアコンが効いた室内でずっと仕事をしているせいか、夕方になると目が乾いてショボショボします。**

A 目が乾く「ドライアイ」の原因には、涙の量が減る「量的な原因」と、涙の質が変わる「質的な原因」があります。

さらに慢性の「アレルギー性結膜炎」の場合も、ドライアイと同じような「目がショボショボする」「ゴロゴロする」といった症状が現れます。

そもそも、なぜ涙の量が減ってしまうんですか？

A

まばたきには、まぶたの内側にある「涙腺（るいせん）」を刺激して涙を出し、目の表面を均一に潤す働きがあります。でも、何かに集中すると、無意識にまばたきの回数が減るんです。特に最近は、スマホやパソコンの画面を見つめ続けることが多くなっており、まばたきの回数が激減しています。それが涙の量を減らしています。

また、ソフトのコンタクトレンズは、乾燥しないように涙を吸収してを形状を維持しますから、ソフトのコンタクトレンズを使う人は目が乾きやすいです。

Q

もう1つの「涙の質が変わる」ってどういうことですか？

A

涙は単なる液体ではなく、ヤマイモやオクラのネバネバと同じような粘液成分や油の層からなっています。この構造が変わると、目の表面に涙がとどまりづらくなり、目の表面をおおう涙の膜にムラができて、目が乾きやすくなるんです。

たまに「結膜炎」になって目がショボショボしてしまうのですが、何かに感染してなるんでしょうか。

A

慢性の「アレルギー性結膜炎」の原因の多くは、ホコリやダニなどのハウスダスト、もしくはコンタクトレンズの汚れです。

特に「2週間連続装用」のコンタクトレンズを使うと、どうしても汚れがレンズに残ってアレルゲン（アレルギーの原因物質）となりやすいです。

目薬をたくさんさしても目は潤わない

Q

目薬をたくさんさせば、目は潤うのではないですか。

A

よかれと思って1日に10回も20回も目薬をさしている人がいますけれど、そうすると、ただでさえ少ない涙が洗い流されてしまいます。そして「目の表面をおおって乾燥を防ぐ」という涙本来の役目を果たせなくなるんです。

涙には、目の表面の細胞に酸素や栄養を送ったり、殺菌作用を持つ成分が微生物の侵入や細菌の感染を防いだりする大切な役割があります。だから、目薬で涙が洗い流されてしまうと、目の機能を正常に維持できなくなってしまいます。

また、市販の目薬には防腐剤などが多く含まれており、目の表面のアレルギー反応や障害の原因にもなり得ますから、目薬の使いすぎは逆効果になるんです。

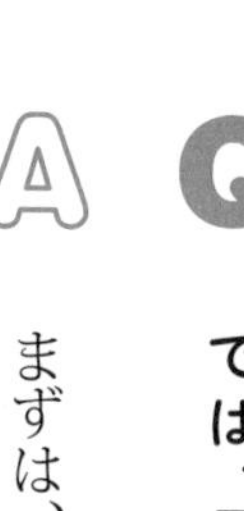

では、「目が乾く」と感じたらどうすればいいのでしょう。

まずは、市販の防腐剤が入っていない、涙の性質に近い「涙液型」の目薬を定められた回数で試してみましょう。目薬で改善すれば、原因は単純に涙の量が少ないことだとわかるでしょう。

目薬で改善しない場合は、涙の質のほうが原因であるか、慢性のアレルギー性結膜炎の可能性があります。この場合は、眼科を受診するべきです。

また、慢性のアレルギー性結膜炎を予防するためには、コンタクトレンズは1日で使い捨てる「ワンデータイプ」がいいです。ハウスダスト対策にもなります。いくら丁寧に洗ったつもりでも、２週間連続装用などでは汚れが残りやすくなるからです。

目が乾いたら

- 涙の性質に近く防腐剤の入っていない目薬を試してみる（用法と用量を守って使いすぎないように）。
- 慢性のアレルギー性結膜炎を予防するため、コンタクトレンズを使用するならワンデータイプにする。

＊目薬を使っても乾きが治まらなければ眼科を受診

3

目がゴロゴロする、異物感がある

目に大きな虫が入っていた！

A 「自転車で走っていたら、突然、目が痛くなってゴロゴロする」といって来院された患者さんは、まぶたの内側にけっこう大きな虫が入り込んでいました。

Q **えー！　それって自然に涙で流し出されないんですか!?**

A まぶたの内側はスポンジみたいにふわふわしているので、虫が引っかかってしまうと、まぶたを動かしたり涙が出たりしたくらいじゃ、とれなくなることがあるんです。

Q **目の内側に異物が入った例って、ほかにどんなものがあるんですか。**

A コンタクトレンズの破片が残ったり、長い髪の毛が折れ曲がって入っていたりしたケースもあります。抜けたまつ毛がとれなくなってしまうことは、よくあることです。異物感があるときは、無理やり自分でとろうとすると、目を傷つける危険性がありますから、眼科を受診してくださいね。

腎臓や尿管と同じように、目にも「結石」ができる!?

Q 目がゴロゴロする原因って、ほかにもありますか？

A 異物が入る以外で考えられるのは、まぶたの裏側に結石ができる「結膜結石」です。

Q 「腎臓結石」とか「尿管結石」は聞いたことがありますが、目にも結石ができるんですか!?

A そうなんです。上下のまぶたの内側と白目をつなぐ膜を「結膜」といいますが、結膜部分に結石ができることがあります。砂つぶのような結石は、結膜の深い位置に埋まっているぶんには、違和感がありません。でも、表面に移動してくるとゴロゴロした異物感を感じることがあります。

そうした場合は点眼麻酔をして、医療器具を使って直接とり除いたりします。

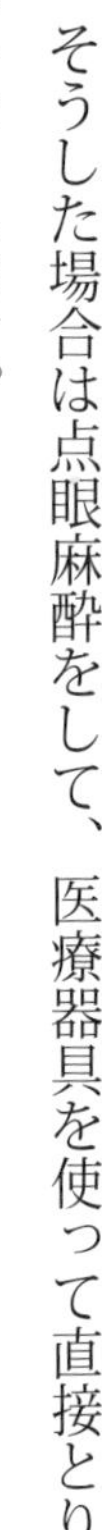

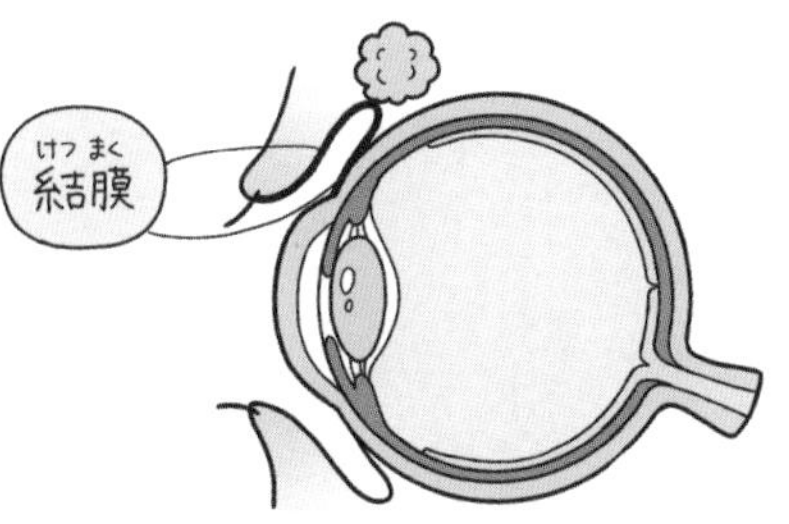

Q **腎臓結石や尿管結石は、一度できるとくり返しますが、結膜結石もそうでしょうか。**

A そうですね、できやすい人は確かにいます。ただし、腎臓や尿管の結石とは原因が異なります。また、結膜結石ができたからといって、腎臓や尿管にもできやすいとは限りません。

目に異物感があったら

- **見える位置に入った異物は、綿棒などで優しくとり除く。**
- **涙液型の目薬で洗ってみる。**

＊目がゴロゴロするのに外からは異物が確認できない場合は眼科を受診

4 目やにが出る

いつもの目やにと「色」「量」が違うときは要注意！

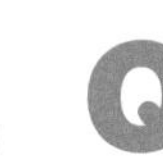
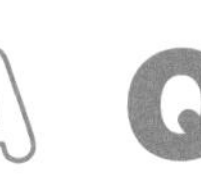
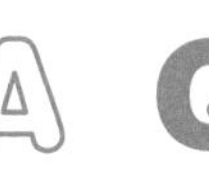
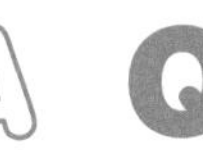
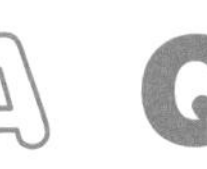
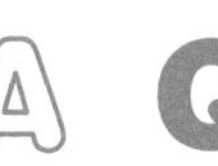

Q 朝起きると、いつも「目やに」が出ています。これは病気ですか？

A 目も体のほかの部分と同じように代謝をしています。つまり、目やにの正体は、古くなった細胞や目の分泌物なんです。寝ている間はまばたきをしないので、目やにがたまりやすいため、朝の目やには少量であれば問題ないですよ。

Q では、問題がある目やにとは、どんな目やにでしょうか。

代謝活動ではなく、目が炎症を起こして出る目やにです。主な原因は「結膜炎」です。その原因には、「細菌による感染」「ウイルスによる感染」「アレルギー」と大きく3つあります。

子どもがよくプールでうつされるのが「ウイルスによる感染」の結膜炎で、白くネバネバした目やにがたくさん出ます。「細菌による感染」の場合、黄色や黄緑色っぽいドロッとした膿のような目やにが出ます。

花粉などが原因のアレルギー性の結膜炎も、白色から黄色の目やにが出て、朝起きたときに粉を吹いたようにまぶたにつきます。

Q

では、普段と違う目やにが出たり量が増えたりしたら、気をつけたほうがいいということですね。

A

そうですね。アレルギー性の場合は、市販の目薬で治まることがありますから、試してみるのもいいでしょう。ただし、ウイルスや細菌が原因の場合、重症化すると角膜が濁ってしまい、視力障害を起こす危険性があります。

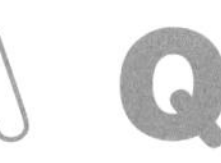

ほかにも目やにの原因はありますか？

ドライアイの人は涙が少なく目やにが流されにくくなるので、目やにが出やすいです。また、コンタクトレンズの連続装用などで、慢性のアレルギー性結膜炎になっていると、目やにの量が増えます。

ドライアイの人は「涙液型」の目薬を使うと治まることがあります。慢性のアレルギー性結膜炎はドライアイと症状が似ていることが多いのですが、目薬では目やには治まりませんから、眼科を受診するといいでしょう。

目やにが気になったら

- いつもの目やにと量や色が変わらなければ、清潔な綿棒でとり除く。
- 顔を洗うついでに水で流してみる。

＊目やにの量が増えたり色が白でなく黄色や黄緑色になったら眼科を受診

5

目が疲れる

目を酷使しないで、ひとまず休ませる

Q

スマホやパソコンのディスプレイ画面ばかり見る生活で、なんだか目の疲れがとれません……。

A

目のレンズ（水晶体）は「毛様体筋（もうようたいきん）」という筋肉が水晶体を引っ張ったりゆるめたりして厚みを変えることで、ピントを合わせています。近くのモノばかり見ていると、その筋肉が緊張しっぱなしになることもあり、疲れを感じるのでしょう。

緊張を解くためにも、ときどき意識して、窓の外など遠くの景色を眺めるといいです。どんな器官だって緊張しっぱなしでは疲れますからね。

メガネやコンタクトレンズを使っている人は、「度数」を微調整してみるのもいいか

もしれません。多くの人は、遠くのモノがよく見える度数に設定しがちです。でも、近くの画面を見るためには、それほど強い度数である必要はありません。

遠くに焦点が合っているメガネやコンタクトレンズで、ずっと近くを見ていたら目が疲れてしまいます。スマホやパソコンの画面を見る時間が長い人は「近距離用」のメガネやコンタクトレンズを用意して、使い分けるのもいいんです。

Q 最近、細かい文字が見えづらくて、老眼かもしれないと思うのですが、目の疲れに関係ありますか。

A 40代になると老眼の症状が現れる人が多くなります。老眼が始まっている人は、近くが見えづらいのにムリにピントを合わせようとするので疲れやすくなります。

老眼鏡を使うのは「老けた」みたいで嫌がる人が多いのですが、目のためには使ったほうがいいんです。

「老眼鏡を使うと老眼が進んでしまう」という人もいますが、そんなことはありませんから、うまく活用したほうがいいです。

A

目の疲れの主な原因は意外にも「ドライアイ」

「目の疲れ」というと、腕や脚の筋肉疲労のように「目の周りの筋肉の疲れ」と思い込んでいる人がけっこういます。もちろん、目のレンズ（水晶体）を引っ張ったり縮めたりしてピントを調節する「毛様体筋」の緊張が続けば、疲れを感じることがあります。

でも、私のクリニックに「目が疲れる」と訪れる人のほとんどは、ドライアイが主な原因です。ドライアイで涙の量が減ったり質が変わったりして、表面が乾燥すると目がショボショボします。これを「疲れ」として感じるのです。涙は目の表面を潤すだけでなく、目の機能を正常に維持する成分を含みます。そのため、乾燥して涙が減ったり質が変わってしまったりすると、表面の状態が悪くなって疲れを感じてしまうのです。

そんなドライアイを防ぐために、とても簡単にできることがあります。それは、「意識してまばたきの回数を増やすこと」です。誰でも、ディスプレイ画面を見ることだけでなく、何かに集中していると、知らず知らずのうちにまばたきの回数が激減します。

ですから、15分に1回など、大まかに時間を決めて、ゆっくりと息を吐きながら10秒目を閉じる。それだけでも目の疲れはずいぶんと軽減するはずです。

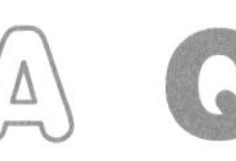

ドライアイと慢性のアレルギー性結膜炎は、症状が似ていますね。

そうですね。慢性のアレルギー性結膜炎がある人も、目の疲れを感じやすくなります。花粉症などの「急性」のアレルギーと違って、軽症の慢性アレルギー性結膜炎の症状は、目がショボショボするなどドライアイそっくりです。

ドライアイなのか、それとも慢性のアレルギー性結膜炎なのかを眼科で診断してもらったうえで、それぞれに合った対策をとるのが、目の疲れをやわらげるためには効果的でしょう。

「目の疲れ」を感じたら

- 窓の外や室内のできるだけ遠くを見る。
- まばたきしたり目を閉じたりして目の潤いを維持する。
- メガネやコンタクトレンズは度数を調整してみる。

＊本書のPART4・PART5も参考にしながらセルフケア&エクササイズ

6

目がかゆい

花粉症などのかゆみには目薬を数種類併用するのが効果的

Q 花粉症で、目玉をとり出して洗いたくなるほどかゆくなるときがあります。

A 「目がかゆい」と訴える患者さんのほとんどは、花粉症のようなアレルギーによって起こる結膜炎が原因です。アレルギーには、ハウスダストなどが原因の通年起こるかゆみと、花粉のように季節的なものがあります。

Q アレルギー用の目薬を使っても、かゆみがぜんぜん治まらないんです。

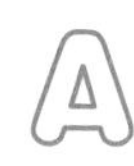

花粉症などのアレルギーの場合、粘膜の表面や体内でかゆみの原因となるいくつもの反応が起こっています。小さな滝がいくつにも分かれて流れ落ちるように、次から次へと連鎖的に増幅されていくので「カスケード（滝）反応」と呼ばれています。たとえ1つの反応を抑えても、ほかの滝は活動していますから、かゆみがなかなか治まらないんです。

そのため私のクリニックでは、たいてい2種類以上の目薬を処方しています。1つの目薬でかゆみの信号が出るのをブロックして、もう1つの目薬でかゆみの信号が別の細胞にくっつくのを防ぐなど、あちこちからかゆみの原因をとり除くのです。

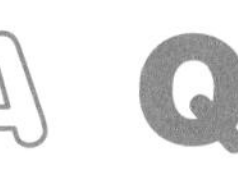

目薬って、いくつかの種類を使っても大丈夫なんですか!?

眼科では、効果的な成分や副作用が重ならないように、きちんと考えて処方しますから、問題ありません。ただし、それぞれがきちんと浸透するよう、なるべく5分ほど間隔を空けて使用してください。

また、市販のアレルギー用の目薬を何種類も使っても、異なる原因にしっかり働きかけるとは限りません。目を1日中こすらなければならないほどのかゆみがあるなら、眼科で目薬を処方してもらうほうが効果的でしょう。

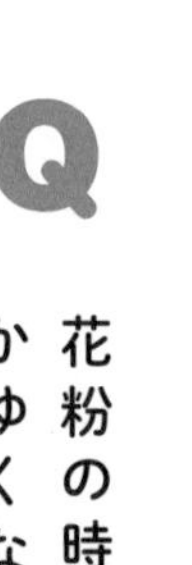

花粉の時期でなくても、ときどき目がかゆくなることがあります。

アレルギー性結膜炎以外のウイルスや細菌による感染性の軽度な結膜炎の場合、かゆみのほか、目やに、充血などの症状も現れます。

また、冬になると皮膚が乾燥してかゆくなるように、目も乾燥するとかゆみを感じることがあります。室内ではエアコンの風に直接あたるのを避けたり、こまめにまばたきをしたり目を閉じたりして乾燥を防ぎましょう。

コンタクトレンズの不適切な使用でかゆみが出るケースも非常に多いです。汚れが落とし切れていないためにアレルギーを起こしたり、細菌感染の原因になったり、長時間の装用で涙が蒸発しやすくなって乾燥したりして、かゆみを引き起こします。

コンタクトレンズはどれだけ丁寧にケアしても、涙に含まれるタンパク質や脂質などの汚れがこびりつきやすいもの。かゆみなどのトラブルを防ぐためには、1日で使い捨てるワンデータイプがいいです。
でも、「どうせ捨てるから」と長時間装用しすぎることで、汚れがこびりつきかゆみが出ることもありますから、必要以上に長い時間使わないようにしましょう。

「目のかゆみ」を感じたら

- 乾燥によるかゆみの場合、まばたきの回数を増やしたり目を閉じたりする。
- エアコンの風が直接、目にあたるのを避ける。
- 保湿成分の入った目薬をさしてみる。
- コンタクトレンズを「使い捨てタイプ」にする。

＊感染性の結膜炎が疑われるときは速やかに眼科を受診

7 悲しくないのに涙が出る

自転車で走ると涙が止まらない人は意外と多い

Q 冬になると「自転車にのっているだけで涙が止まらない」とクリニックを訪れる人が増えるんですよ。

A **あ、私もそうなんです。なんで悲しくもないのに、涙が出るんでしょう。**

Q これもドライアイが原因です。ドライアイで涙の量が減ったり質が変わったりすると、目の表面を潤す涙の保護膜の機能が弱まります。すると、自転車にのって向かい風にあたったり、タバコの煙がただよってきたりするようなちょっとした刺激でも、目が「大変なことが起こっている！」と過剰に反応し、涙を流して目を守ろうとするんです。

涙の量が多いのにドライアイと診断されてビックリする人が多いのですが、刺激がないときに目を守っている微量の涙が乾いてなくなってしまうと、刺激に敏感になって反対に涙の分泌が大量に増えます。

冬は空気が乾燥していますから、余計にドライアイが生じやすいです。

自転車にのるときに、メガネやサングラスをかけるとドライアイが改善したりしませんか？

ゴーグルのように、目の周り全体をおおうものなら、なおさらいいでしょうね。とはいえ、やはり、ドライアイを根本的に改善したほうがいいでしょう。

涙の通り道が詰まっている場合もある

女性で「涙がにじんでアイメイクが崩れやすい」という人も少なくないですが、これもドライアイが原因ですか？

ドライアイが原因のケースが多いですが、涙の出口が詰まる「涙道狭窄（るいどうきょうさく）」の可能性もあります。

涙は目頭でつくられていると思っている人は多いですが、涙をつくる「涙腺」は上まぶたのこめかみ（目尻）側にあります。涙はまばたきをするたびに目の表面に広がって、最終的には目頭にある排水口である「涙小管（るいしょうかん）」から鼻（鼻腔（びくう））に抜けていきます。

泣くと涙だけでなく鼻水も出るのは、涙が鼻に流れ込んでいるからなんです。そして、この涙の通り道のどこかが詰まってしまうと、いつも涙目になってしまいます。これはお年寄りに多い症状でもあります。

Q 涙の通り道の詰まりをとるにはどうしたらいいのでしょうか。

A 目薬では詰まりを解消することができないので、手術するしかありません。

Q えっ、手術ですか！ 怖いですね……。

A 一般的に行われているのは、涙の通り道である「涙道」にシリコンのチューブを入れて、2〜3カ月間放置することで涙道を確保する方法です。しばらく経って傷が治った頃にチューブを抜くと、涙道が確保されたままになります。

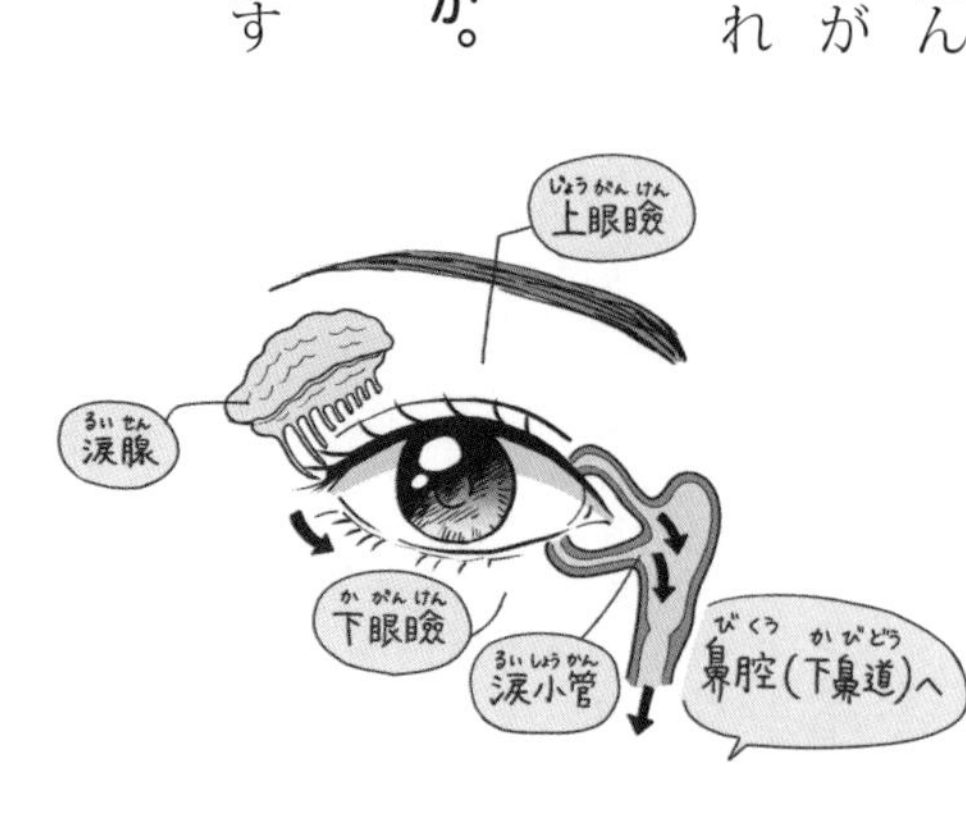

実は、この手術は強い痛みをともないます。

「詰まり」が涙小管の入り口（涙点）にだけしかない場合、私はチューブを入れるのではなく、半導体レーザーで組織を熱凝固させる方法で、涙道を確保する治療をしています。この方法なら、ほとんど痛みもありません。切開や針の刺入だけでは傷口がすぐにふさがってしまいますが、レーザーによる熱凝固だとふさがらないのです。

涙目で化粧崩れしやすく、どこへ行っても「理由がわからない」「これは治らない」といわれていた多くの女性に「諦めかけていたのに、とてもよくなった」と喜ばれています。

悲しくないのに涙が出たら

- 涙の不足を補う「涙液型」の目薬を試してみる。
- 目薬で涙が止まらない場合、涙の質に問題があることが考えられるので眼科で目薬を処方してもらう。

＊ドライアイ対策で涙が止まらないときは眼科で「涙道狭窄」でないかを検査

8

まぶたが腫れる

「ものもらい」には原因が2種類ある

A

まぶたが腫れたときは、腫れているのがまぶたなのか、眼球の病気の結果として腫れているのかを見極めることが大切です。眼球の中で炎症が起こっている場合は、充血などをともなっていることが多いので、すぐに眼科を受診してくださいね。

Q

寝不足だったり、うつぶせに寝たりしても、まぶたが腫れますよね。

A

それは、単なるむくみなので心配いりません。前の日に泣いてまぶたが腫れてしまったときなども、40℃くらいのやや熱めの湯に浸して絞ったホットタオルをつくって、まぶたにあてて血行を促進したり、逆に保冷剤をタオルにくるむなどしてまぶたを冷やしたりすると、むくみがとれやすくなります。

Q

まぶたが腫れる原因は、ほかにもありますか。

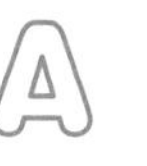

まぶたの中にコロコロしたしこりができるのが、圧倒的に多いですね。一般的には、しこりができると「ものもらい」、地方によっては「めばちこ」などと呼ばれますが、医学的にはぷくっとふくらむ原因によって区別されています。

しこりの原因は2つあり、1つは目の表面を涙で潤しつつ、涙を蒸発しにくくするために脂を分泌している「脂腺（しせん）」が詰まってしまうこと。まつ毛の少し奥にある脂腺が目詰まりすると、まぶたにふくらみができます。

この状態は、難しい名称になりますが「霰粒腫（さんりゅうしゅ）」といいます。また、細菌感染して膿がたまる「麦粒腫（ばくりゅうしゅ）」というのもあります。

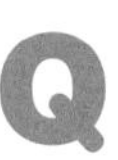

この2つはどうやって見分ければいいですか。

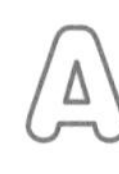

しこりの大きさや状態などでは、なかなか区別がつきません。霰粒腫はあまり痛みをともなわないことが多いのですが、麦粒腫は、まぶた全体が腫れて、押すと強い痛みがあります。また、霰粒腫は硬くコリコリしているだけなので、しこりが大きくなってからあわてて来院されるケースが少なくありません。

点眼だけでよくなることがありますが、あまり大きくなると切開しなければならないこともあります。いずれにせよ、ぷくっと腫れてきたら早めに眼科を受診したほうがいいでしょう。

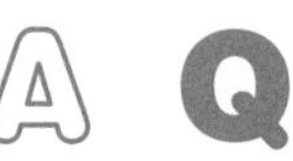

やはり「そのうち治るだろう」と放っておかないということですね。

そういうことです。しこりが小さいうちなら目薬や塗り薬で治すことができますからね。

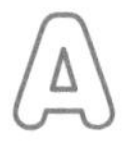

重症化すると失明の可能性がある病気も

まぶたが腫れたときは、重大な病気の可能性もあります。

私たちの眼球は頭蓋骨の大きなくぼみに収まっています。眼球が入っている骨に囲まれた「眼窩」というくぼみ部分の脂肪組織を中心に細菌感染して炎症が起こるのが、「眼窩蜂窩織炎」というものです。抗生剤で強力に治療しなければなりません。

「蜂」という漢字が含まれているように、上下のまぶたが腫れるだけでなく、とにかく痛いのが特徴です。目を動かしたり目の周りを触ったりしなくても激痛が走りますから、まぶたの腫れに強い痛みをともなったらすぐに眼科を受診してください。

この病気は重症化すると、失明につながったり、感染が脳や脊髄に広がったりする可能性もありますから、すぐに病院に行ってほしいですね。

目が腫れたら

- 寝不足や前日に泣いたなど明らかな原因があれば、むくみ解消のため、目を温めたり冷やしたりしてみる。
- まぶたにコロコロとしたしこりができていたら、早めに治療を受ける。

*まぶたの腫れに激しい痛みをともなったり、眼球に異常を感じたりした場合は眼科を受診

9

逆さまつ毛がある

太っていると逆さまつ毛になる⁉

Q

子どもの頃、逆さまつ毛の友だちがいたりしましたが、大人でもあるんですか？

A

はい、数本だけ内向きに生えてくるという人は少なくありません。放っておくと「角膜」や「結膜」を傷つける恐れがありますから、逆さに生える数が少ない場合、内向きに生えているまつ毛だけ毛抜きで抜いてしまうといいでしょう。

Q

全部のまつ毛が内側を向いている人は、そうそういないですよね。

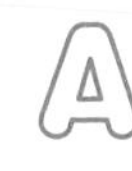

目の病気が原因で、まつ毛が内向きになることはあります。

開発途上国で多く発生している目の感染症「トラコーマ」は、細菌感染で起こりますが、日本でも50年くらい前には多く見られました。

トラコーマにくり返し感染すると「結膜」の炎症が進んで、まぶたが内側に入り込んでいきます。すると、まつ毛全体が内向きになってしまうんです。もっとも、現代の日本でトラコーマはほぼ全滅しており、心配することはありません。

ただ、思いもよらないかもしれませんが、急激に体重が増えると、まつ毛全体が逆さまつ毛になる人がいます。

Q

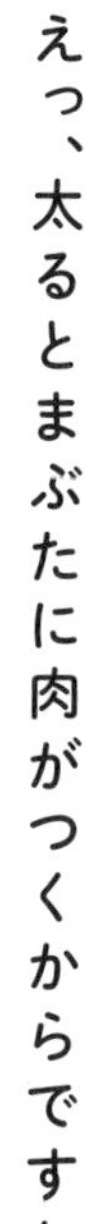

えっ、太るとまぶたに肉がつくからですか？

A

そうなんです。体重が大幅に増えた場合だけでなく、加齢によってまぶたの皮膚がたるんで内側に入って、まつ毛が目に触れるようになることもあります。

赤ちゃんや幼稚園くらいまでの子も、顔やまぶたの脂肪がまだ多くてぽっちゃりしているため、泣いたりするとまつ毛が目にペッタリとくっつくほど、まぶたがふくらんでいることがあります。

極端に太っている人のまぶたも脂肪が多く、厚ぼったくふくらんでいて、赤ちゃんとは違って怒っているような目つきになっているでしょう？　そうなると皮下脂肪がまつ毛のつけ根を内側に変形させるので、逆さまつ毛になってしまうんです。

そうした場合、どうすればいいのでしょう!?

子どもの場合は、常にまつ毛が角膜などを刺激しているのでなければ、成長とともに改善されることがほとんどですから、そう心配はいりません。肥満が原因の逆さまつ毛でクリニックに来られる大人の患者さんには、ひとまずサージカルテープ（包帯やガーゼを固定するための医療用テープ）などでまぶたを固定して様子を見てもらっています。

体重が減るとサージカルテープをしなくてもよくなる場合がありますが、お年寄りの場合は皮膚自体がたるんでしまって、なかなかもとに戻りにくいので、最終的には手術をすることが多いです。

逆さまつ毛があったら

- 数本だけなら毛抜きで抜いてしまう。
- 乳児や幼児の場合、日常的にまつ毛が目を刺激していなければ様子見でOK。
- 太ってまぶたの脂肪が増えたり、加齢でまぶたの皮膚がたるんで、まつ毛全体が内側に入り込んだりした場合、テープを貼って応急処置。

＊テープによるまぶたへの処置だけではなかなか安定しないので、最終的には手術が必要になる場合も

10 目が痛い

「目が痛い」のは、目の中、まぶたのどっちが痛いのか？

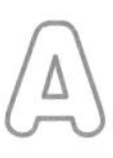

「目が痛い」と訴える患者さんに、私はまず「痛いのは、まぶたですか、それとも眼

球ですか?」と尋ねます。

なるほど、では、まぶたが痛いときは、どんな病気の可能性があるのですか。

代表的なのは、細菌感染して小さなしこりができる「麦粒腫(ばくりゅうしゅ)」です。同じようにまぶたにコロコロしたふくらみができる「霰粒腫(さんりゅうしゅ)」は、原因がまぶたにある脂腺が詰まってしまうことで、あまり強い痛みを感じませんが、大きく腫れることがあります。

麦粒腫は、抗菌の点眼薬や軟膏、内服薬で治ることがほとんどですから「そのうち治るだろう」と強い痛みをガマンせず、早めに眼科を受診したほうがいいです。

また、まぶたが痛いと訴える患者さんに、ごくまれにですが、皮膚や筋肉のガンが見つかることがあります。年齢を重ねた人にわずかに見つかることがあるくらいですから、可能性は低いといっていいでしょう。

「眼球が痛い」となれば、何か大変なことが起こっていそうですが。

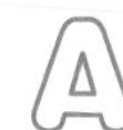

そうですね、まず気をつけたいのが充血をともなう目の痛みです。眼球をおおっている「強膜（きょうまく）」が炎症を起こす「強膜炎」の可能性があります。

特に、リウマチなど「膠原病（こうげんびょう）」の患者さんに発生することが多い病気で、何度もくり返すと強膜がどんどん薄くなっていきますから注意が必要です。

膠原病は、細菌などの異物から体を守る免疫機能の異常によって、本来守るべき自分の細胞や組織を攻撃してしまい、炎症などを引き起こす「自己免疫疾患」です。

ほかにどんな可能性がありますか？

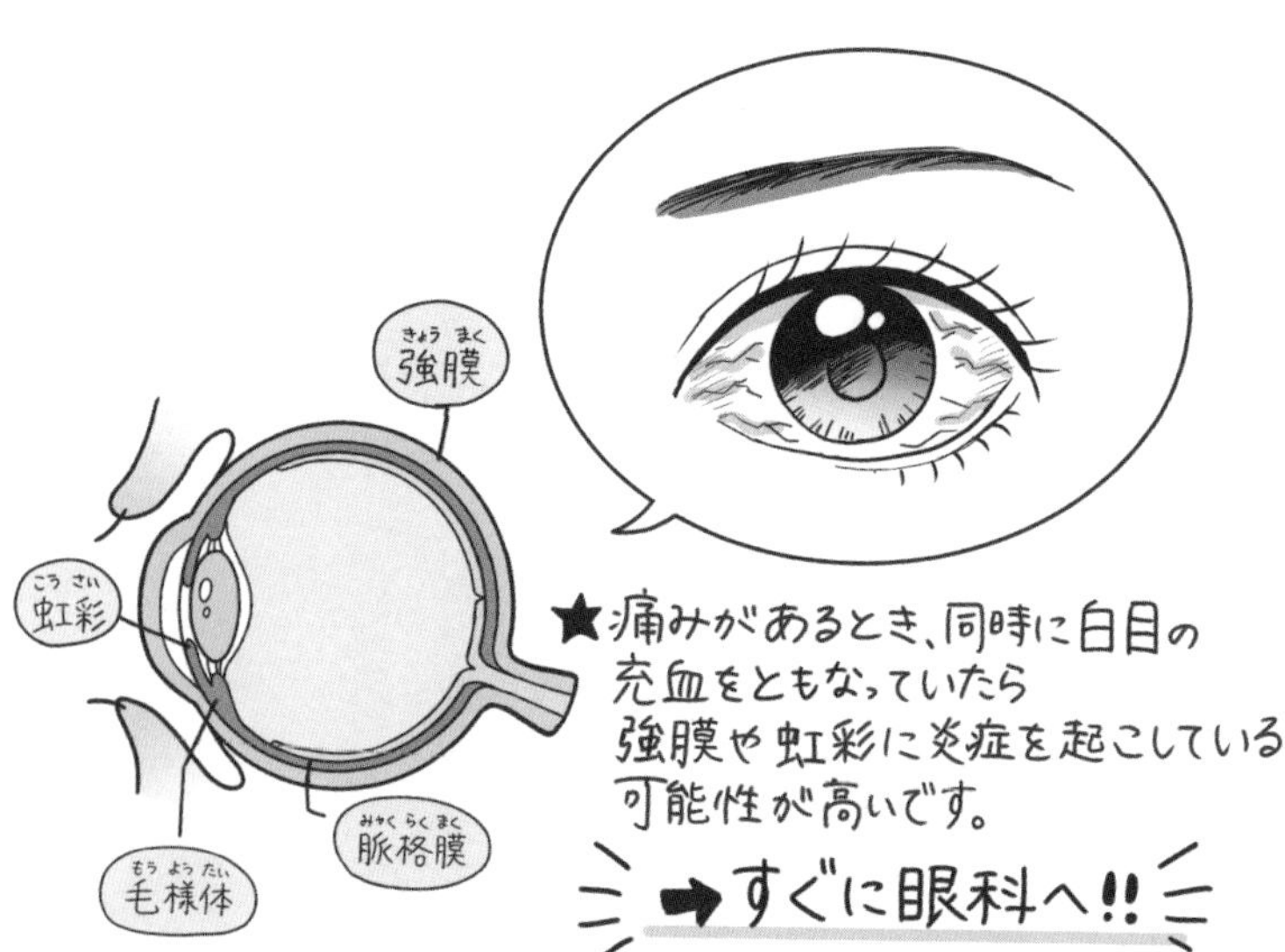

強膜（きょうまく）
虹彩（こうさい）
毛様体（もうようたい）
脈絡膜（みゃくらくまく）
★痛みがあるとき、同時に白目の
充血をともなっていたら
強膜や虹彩に炎症を起こしている
可能性が高いです。
→すぐに眼科へ!!

A

光がまぶしく感じたり、刺すような痛みがあったりする場合、外から入る光の調節をする「虹彩（こうさい）」に炎症を起こす「虹彩炎」の場合が多いです。炎症を抑える強めのステロイド点眼をして、症状が改善した後も一定期間点眼を続けなければなりません。

Q

「眼球が痛い」ときは、すぐに眼科を受診したほうがよさそうですね。

A

ドライアイの人は「目が乾く」と同時に「目の奥が痛い」と訴えることも多いです。それは、必ずしも重い病気がひそんでいるわけではありません。

目の表面の乾きなのに、なぜか目の奥が重く痛くなるだけなので、「目の奥に病気はありません」といっても、心配してなかなか納得してもらえないこともあります。

目が痛かったら

- 「まぶた」が痛いのか、「眼球」が痛いのかを確認。
- まぶたにしこりができて痛む場合は、細菌感染している可能性が高いので、眼科を受診。
- 眼球に痛みがあり、充血してまぶしく感じたりするときも、眼科を受診。

＊目の痛みには治療が必要となる病気が隠れている可能性が高いので、速やかに眼科を受診

11

光をまぶしく感じる

「まぶしい」理由は、人によってさまざま

Q たまに「まぶしい」と感じることがあるのですが、何か大きな病気の可能性もありますか?

A 普通に生活しているのに「まぶしい」と訴える患者さんの場合、理由は大きく3つあります。一番多いのが、これも「ドライアイ」です。これほどにドライアイは、さまざまな目のトラブルの原因なんです。ドライアイで目の表面の涙(保護膜)の質が変化してムラができると、目にとり込む光が散乱してまぶしく感じます。

2つ目に多いのが「白内障(はくないしょう)」です。白内障が進むと目のレンズが白く濁ります。窓ガラスが「すりガラス」のようになって見えにくい状態と同じです。ただし、白内障にもいろいろなタイプがあり、必ずしも光をまぶしく感じるわけではなく、むしろ暗く見えるタイプもあります。

3つ目は「虹彩炎」です。瞳の茶色い部分が「虹彩」、その中央にある黒目が「瞳孔」です。虹彩がカメラでいうところの「絞り」のように伸び縮みをすることで瞳孔の大きさを変え、目に入る光を調整しています（40ページ参照）。

虹彩に炎症が起こると目に痛みを感じますが、虹彩は光が入るたびに縮んで瞳孔を小さくしなければならないので、光が入るたびに動かざるを得ず、「目に光が入るたびにつらい＝まぶしい」と感じるのです。

ですから、虹彩炎の治療には強力なステロイド剤に加えて、検査の光があたっても瞳孔を閉じにくくする「散瞳薬」を処方します。瞳を大きくして動けなくすることで、虹彩が動かずに安静が保てるので、まぶしさや痛みがラクになるのです。

Q 光をまぶしく感じるときはどうしたらいいのでしょう。

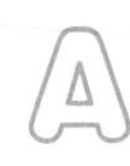

「まぶしい」と感じたときに限りませんが、症状の原因がなんであるかを明らかにすることが大切です。もし、まぶしさの原因が「ドライアイ」だとわかれば、ドライアイの対策や治療をすることで、まぶしさは軽減されるでしょう。

原因が「白内障」の場合は、白く濁った目のレンズを交換する手術をしない限り、まぶしさが変わることはありません。手術するまでに日常生活でまぶしさを感じるときは、サングラスなどを使用するといいでしょう。

「虹彩炎」が原因の場合は最も注意が必要です。虹彩炎を放っておくと、虹彩と目のレンズである水晶体が癒着して、瞳が変形したり動かなくなってしまったりする可能性があるからです。ひどい場合は、急性緑内障発作を起こしてしまうこともあります。

また、虹彩炎の治療をしないでいると、目の中を巡っている水（房水）の出口「隅角」（30ページ参照）が詰まることがあります。眼球内を流れる房水は、「眼圧」（眼球にかかる圧力）に大きな影響を与えます。つまり、水の流れに障害が起きると眼圧が上昇してしまい「続発性緑内障」になる可能性が高まるのです。

虹彩炎と診断されたら、必ず眼科医の指示通りの点眼（ときには内服薬）を守ってください。この場合、大切なことは症状がラクになってきても眼科医に「やめていい」といわれるまで、決してやめずに続けることです。炎症は少し改善すれば、症状はすぐにラクになりますが、抑えているだけで炎症の火種は残っているからです。

Q なるほど、単にまぶしいだけでなく、別の病気を引き起こすこともあるのですね。「まぶしい」以外に虹彩炎の症状はありますか。

A 虹彩に炎症を起こすと、ほとんどの場合、白目が充血します。ときには痛みがともないますから「まぶしい」以外にも、こうした症状があれば眼科を受診してください。

光を必要以上にまぶしく感じたら

- ドライアイが理由であれば、日常生活でドライアイ対策。
- 白内障でまぶしく感じる場合、サングラスを使用。
- 虹彩炎でまぶしく感じる場合、後遺症が残らないように、眼科で目薬や内服薬を処方してもらう（充血をともなっているときは特に注意）。

＊ドライアイ対策で改善しない場合、白内障で生活に不便を感じるようになった場合は眼科を受診

＊進行してしまった白内障は、水晶体を人工の眼内レンズに置き換える手術を検討

12

スキーに行ったら翌日、目が開かなくなった

夏場の海面よりも、雪面は太陽光を反射する

Q **スキーに行った翌日、目が痛くて開かなくなったことがあります。やっぱり雪の照り返しによる紫外線が目に悪かったのでしょうか。**

A 理論的には、日光にあたれば皮膚も目の組織も日焼けします。でも、目はそもそも光を見る器官です。もちろん太陽光を直接見てはいけませんが、それほど紫外線に弱いわけではないんですよ。

ただ屋外にいると、上空から降り注ぐ光に加え、地表面で反射した紫外線も浴びます。キラキラとまぶしそうに見える海面は、光の反射率がわずか10〜20％なのに比べ、新

雪は80%も反射します。アスファルトは反射率10%、草地などは10%以下ですから、どれほどスキー場の反射光が強烈なのかがわかるでしょう。

スキー場などで強い太陽光を浴びた目の角膜の表面が、傷ついて起こるのが「雪眼炎（せつがんえん）」、いわゆる「雪目（ゆきめ）」と呼ばれるものです。症状は、紫外線を浴びてから6〜10時間後に現れますから、真夜中や翌朝になってから、ヒリヒリしたり激痛が走ったり、充血したりして目が開かなくなる状態になります。

紫外線で角膜の細胞のＤＮＡが破壊されて細胞増殖ができなくなり、黒目の表面部分にある角膜が傷む「角膜びらん」が起きて、再生できなくなってしまい、痛みが出てくるのです。強い火花を見たあとにも起こることがあり、「電気性眼炎」とも呼ばれます。

Q 目が開かなったらかなり困りますが、どうすればいいのでしょう。

A

雪眼炎は、皮膚の日焼けと同様に、時間が経てば落ち着いてきます。その間、目が開かなかったり涙が止まらなかったりしたら、日常生活に支障をきたしますが、細胞が再生するまで治りませんし、即効薬もありません。

細胞の再生をうながすためにビタミン剤やヒアルロン酸などで角膜保護をしたり、傷から細菌感染を起こしたりしないように抗生物質の予防投与をする場合もありますが、その後は安静にするしかありません。

強烈な紫外線を浴びると、白内障になりやすくなる？

Q **そんな強烈な紫外線を浴びると、白内障になりやすいのではありませんか？**

A 白内障の最も大きなリスクは「加齢」です。もちろん、年齢を重ねる以外にも、さまざまなリスク要因があります。糖尿病などの慢性疾患、そして紫外線もそのうちの1つです。

でも、地球上の紫外線の強い地域、たとえば赤道直下の国々で白内障が極端に多いといった統計はありません。私は、白内障に関して、紫外線はさほど気にしなくてもいいと考えます。とはいえ、スキー場などではまぶしいだけでなく、雪目にもなりますから、目のためにはサングラスやゴーグルをかけたほうがいいでしょう。

白内障よりも、確実に紫外線と関係があるといわれる病気があります。それは「翼状片（よくじょうへん）」という、白目の表面にある結膜が、黒目に向かって伸びてくる病気です。侵入してくる結膜が大きくなると乱視が強くなるため、とり除く手術が必要になります。

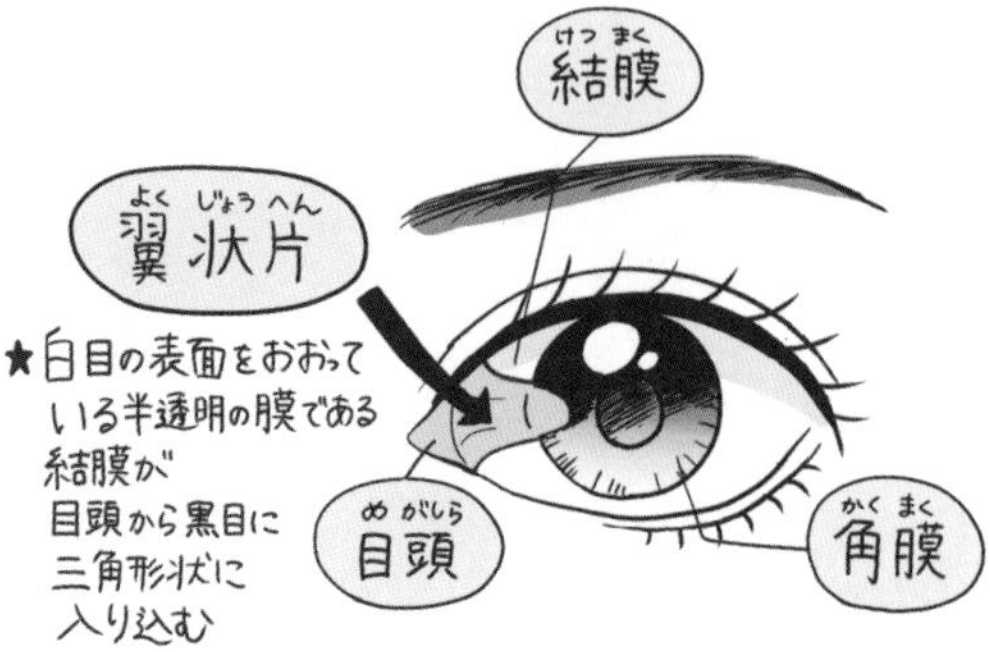
けつまく
結膜
よくじょうへん
翼状片
★白目の表面をおおっている半透明の膜である結膜が目頭から黒目に三角形状に入り込む
めがしら
目頭
かくまく
角膜

スキーに行って目が開かなくなったら

- **スキーをするときはサングラスやゴーグルで目を守る。**

＊目がヒリヒリしたり涙が止まらなくなって目が開きにくくなったりしたら眼科を受診

13

目の周りにアトピー性皮膚炎がある

ヒトの角膜と水晶体は「表皮」が変化してできたもの

Q

友人がアトピーで、しょっちゅう目をこすっていますが、あれは目に悪いのでしょうね。

A

まぶたの皮膚がただれたり、発疹（ほっしん）ができたりしてかゆいといった「アトピー性皮膚炎」の症状が強い場合、目をこすることで、目の炎症や細菌感染を引き起こす可能性があるため、皮膚科でしっかり治療を受けることが大切です。

というのも、アトピー性皮膚炎の人は目の周りの皮膚トラブルから起きる病気だけでなく、さまざまな目の疾患にかかりやすいからです。

Q

えっ、それはなぜですか？

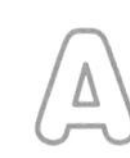

その理由は科学的には解明されていないんです。でも臨床の現場では、アトピー性皮膚炎の人は結膜炎になりやすく、網膜剝離や白内障も起こしやすいのが実態です。アトピー性皮膚炎を持つ人が網膜剝離の手術をすると、治りにくいことも少なくありません。だから症状が軽いうちに見つけて、レーザー治療をすることがおすすめです。

発生学的に人間の角膜と水晶体は、そもそも「表皮」がくぼんでできた皮膚の一部です。アトピー性皮膚炎は皮膚の炎症をともないますから、起源が同じ角膜と水晶体の疾患にも、かかりやすいのではないかと考えることもできます。

アトピー性皮膚炎の人は

- アトピー性皮膚炎の人は、結膜炎だけでなく、網膜剝離、白内障も起こしやすいため、眼科で年1回の検査を推奨。

14 糸くずが浮いて見える

モヤモヤしたものが見えるのは「年齢のせい」ではない

Q **もうずいぶん前から、明るいところを見たり、壁を見たりすると、ふわふわと糸くずのようなものが浮かんで見えます。**

A モヤモヤしたものが浮いて見えることは、私も小学生くらいのときからありますよ。

Q **それなら老化現象というわけではないんですね。原因はなんでしょう？**

A 私たちの眼球内（硝子体）はゼリー状の物質で満たされています。たとえると、薄い膜に包まれた「卵の白身」のようなものです。この白身がだんだんしぼんでくると、空気が抜けた風船のように薄い膜にシワがよります。

このシワがモヤモヤして見えるのが原因の1つです。また、卵の白身になんらかの理由で濁りが生じると、糸くずや虫のようなものが見えます。

硝子体がしぼむスピードには個人差がありますから、年をとってから起こる人もいれば、私のように小学生のときから見えている人もいます。

飛蚊症で大事なのは、病気が原因でないか見極めること

Q

飛蚊症だと診断されたら、どうやって治療するんですか。

A

実は、飛蚊症にはこれといった治療法がありません。先にあげた生理的な原因のものであれば、「昔からあったシミやホクロが増えた」のと同じようなものですから、気にしなくてもいいでしょう。

でも、飛蚊症には、なんらかの病気が理由で起こる場合もありますから、その見極めが大切なのです。

どんな病気が飛蚊症の原因になるのですか？

A

飛蚊症の原因で怖いのが「網膜剥離」です。卵の白身のような「硝子体」がしぼむと、その外側にある「網膜」が引っ張られて穴が開いたりはがれたりして、網膜剥離になることがあります。すると、初期症状として目の前に浮かぶ糸くずの量が急に増えるのです。

Q

網膜剥離を放っておくとどうなるのでしょう。

A

飛蚊症で特に注意したほうがいいのは、「煙のようなものが下から上がってきた」「墨（すみ）のようなものが上から降りてきた」というように感じるケースです。

網膜に裂け目ができるときに血管から出血すると、血液の流れがこうした症状として見られます。この煙や墨は数日で薄くなって消えていくので「なんでもなかったのかな」

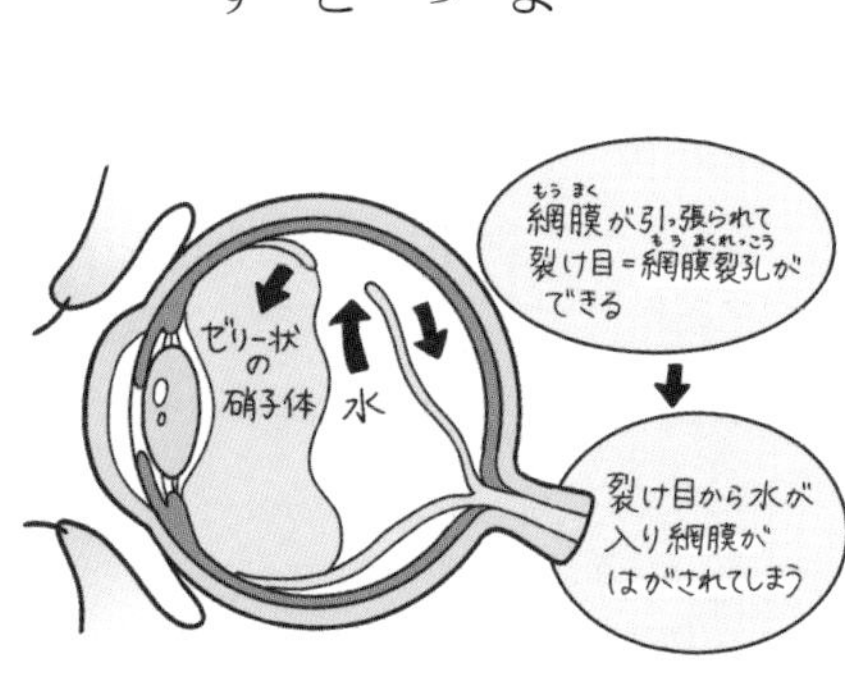
網膜（もうまく）が引っ張られて裂け目＝網膜裂孔（もうまくれっこう）ができる
ゼリー状の硝子体
水
裂け目から水が入り網膜がはがされてしまう

と、そのままにしてしまわないことが重要です。

血液は水に溶けてなくなっても、網膜の裂け目は残っているので、ここから網膜剥離が進みます。網膜剥離は広がってしまうと、はがれた網膜をくっつけるために手術をしなければなりません。

手術となれば会社を休んだり痛い思いをしたりしなければなりません。しかも手術をしても、100％もと通りになるかどうかの保障はありません。早いうちなら極めて安全なレーザー治療を入院することなく日帰りでできますし、進行を止められます。

Q ほかに飛蚊症の原因はありますか？

A 糖尿病の患者さんは高血糖の状態により血管がもろくなっていくので、細かい血管が張り巡らされている網膜で出血が起きやすいです。高血圧の人も血管に過剰な圧力がかかりやすく、この状態が続くと血管がふさがって出血しやすいので注意が必要です。

また、ぶどう膜炎が発症したり再発したりするときは、出血をともなわなくても飛蚊症が悪化することがあります。

眼底で出血が起きて、血液が卵の白身の中に入るとモヤモヤが見えたり、大量出血すると、ときには目の前が赤く見えたりすることもあります。

Q

モヤモヤしたものの量が増えたら、検査をすればいいのですか。

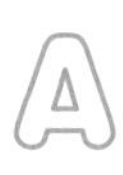

そうですね。目の炎症や網膜剥離などがない場合、症状が急変しない限りはそのままで大丈夫です。ただし、糖尿病や高血圧の人は、小さな出血であれば自然に治ることもありますが、症状によっては早急に治療が必要となることがあるので、定期的な眼底検査を受けてください。

「糸くず」「煙」「墨汁」みたいなものが浮いて見えたら

- **「網膜剥離」や「ぶどう膜炎」、それに「糖尿病」や「高血圧」が隠れている可能性があるので、必ず眼科を受診。**

＊網膜剥離はレーザーで予防して、手術しなくてすむようにすることが何より大切

15

夕方になるとモノが見えにくい

夕方まで働けば、体も目も疲れてくる

Q

1日中パソコンの画面を見ているからかもしれませんが、夕方になると目がかすんで見えにくくなります。

A

ほとんどの場合、ドライアイが原因です。1日中、乾燥した部屋で目を酷使すると、目をおおう涙の膜が正常に働かず、角膜の表面が〝すりガラス〟のようになって、見えづらく感じることがあります。ときどき「朝から目がかすんで見えにくい」という人もいますが、そういう人は薄目を開けて寝ていることが考えられます。自分ではわからないので、家族に確認してもらうといいでしょう。

とはいえ、薄目を開けて寝るクセは治せないのでは？

寝るときにアイマスクをしてみるといいでしょう。それで症状が治まるようであれば効果があるので使用を継続。「朝起きたらはずれている」「アイマスクの跡が顔につくのがイヤだ」という人もいますが、市販のホットアイマスクは、はずれにくく跡もつきにくくできているのでおすすめです。眼科では寝ている間の乾燥を防ぐため、ビタミン入りの軟膏を使う治療もありますから、症状がつらい人は相談してみてください。

暗くなってからクルマを運転すると、対向車のライトがまぶしくてドキッとすることがありますけど、これもドライアイが原因でしょうか。

その可能性は高いですね。まばたきをくり返すことで症状が改善するなら、ドライアイによる可能性が高いです。しかし、白内障の初期にも、まったく同じ症状が見られます。白内障のタイプによっては、かすみやまぶしさよりも、薄暗くなってくると見えにくくなる場合もありますね。

「夕方になるとモノが見えにくくなる」のは遺伝性の疾患が原因かも

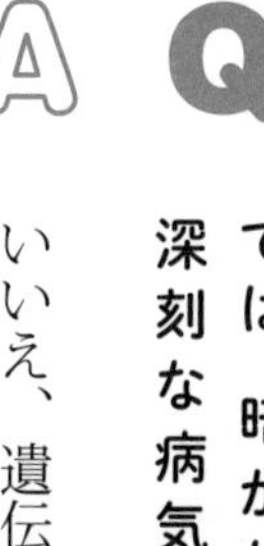

では、暗がりで見えにくくても、深刻な病気は隠れていないと考えてもいいですか。

いいえ、遺伝子由来の病気の可能性もあります。

眼球の一番奥にある「網膜」は、目に入った光が像を結ぶスクリーンのようなもので、1億以上の「視細胞」が集まっています。この細胞が外部から入ってきた〝光の情報〟を電気信号に変えて脳に送っているんです。

この視細胞がだんだんと死滅して数を減らしていくのが、私が米国で研究していた「網膜色素変性症」という病気です。

その初期症状の1つが「夕方になるとモノが見えにくくなる」、いわゆる「鳥目」（夜盲症）なのです。

日本では、およそ5000～5500人に1人の割合で発症しており、個人差はありますが長い時間をかけてゆっくりと進行します。

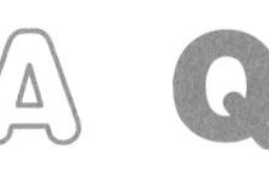

自分が網膜色素変性症だとわかったら、どうすればいいのでしょうか。

網膜色素変性症は、いまだにわからないことが多い病気です。各国の機関で研究が進められていますが、原因遺伝子が特定されているのは一部にすぎません。「アダプチノール」という暗がりで目が慣れる速さを改善する薬がありますが、根本的な治療薬ではありません。

ハーバード大学のグループによって1990年に「網膜色素変性症」の原因遺伝子が初めて発見されましたが、この遺伝子の異常で網膜色素変性症になるのは、ほんの2%だけで残りの98%の人は、別の遺伝子異常を持っていることが明らかになりました。

2番めに遺伝子異常を解明した私の研究が1991年の英科学誌『ネイチャー』に掲載されて、3番めの遺伝子も私が発見したのですが、2番めと3番めの遺伝子異常の両方を半分ずつ持っている人が、この病気を発症することをはっきりと証明したので、この論文は米科学誌『サイエンス』に発表しました。

こうした地道な研究の積み重ねで病気のことが少しずつわかってくるのです。

夕方になると
モノが見えにくく
なったら

●まずは原因がドライアイなのか白内障なのか「網膜色素変性症」ではないか、はっきりさせる。

＊眼科受診後、見えにくくなる理由によって、涙液型の目薬を使用したりメガネやコンタクトレンズを使う

16

小さい文字が見えにくくなった

商品説明の細かい字が見づらい

Q

最近、細かい字がすごく見えづらいんです。

A Q A

遠くにある看板などは見えますか?

はい、特に問題ありません。

「近くの字だけが見づらくなる」という病気はありませんから、それは単なる「老眼」ですね。

遠くから近くを見たり、反対に本などを読んでいて、ふと遠くを見たりしたとき、ピントを合わせるのに時間がかかることがあるでしょう。そうであれば、間違いなく老眼です。

目のレンズである「水晶体」は、遠くのモノを見るときは薄くなり、近くを見るときは厚みを増してピントを合わせます。しかし、誰でも年齢を重ねると水晶体が次第に硬くなり、弾力がなくなるのでなかなか厚みを調整できなくなります。す

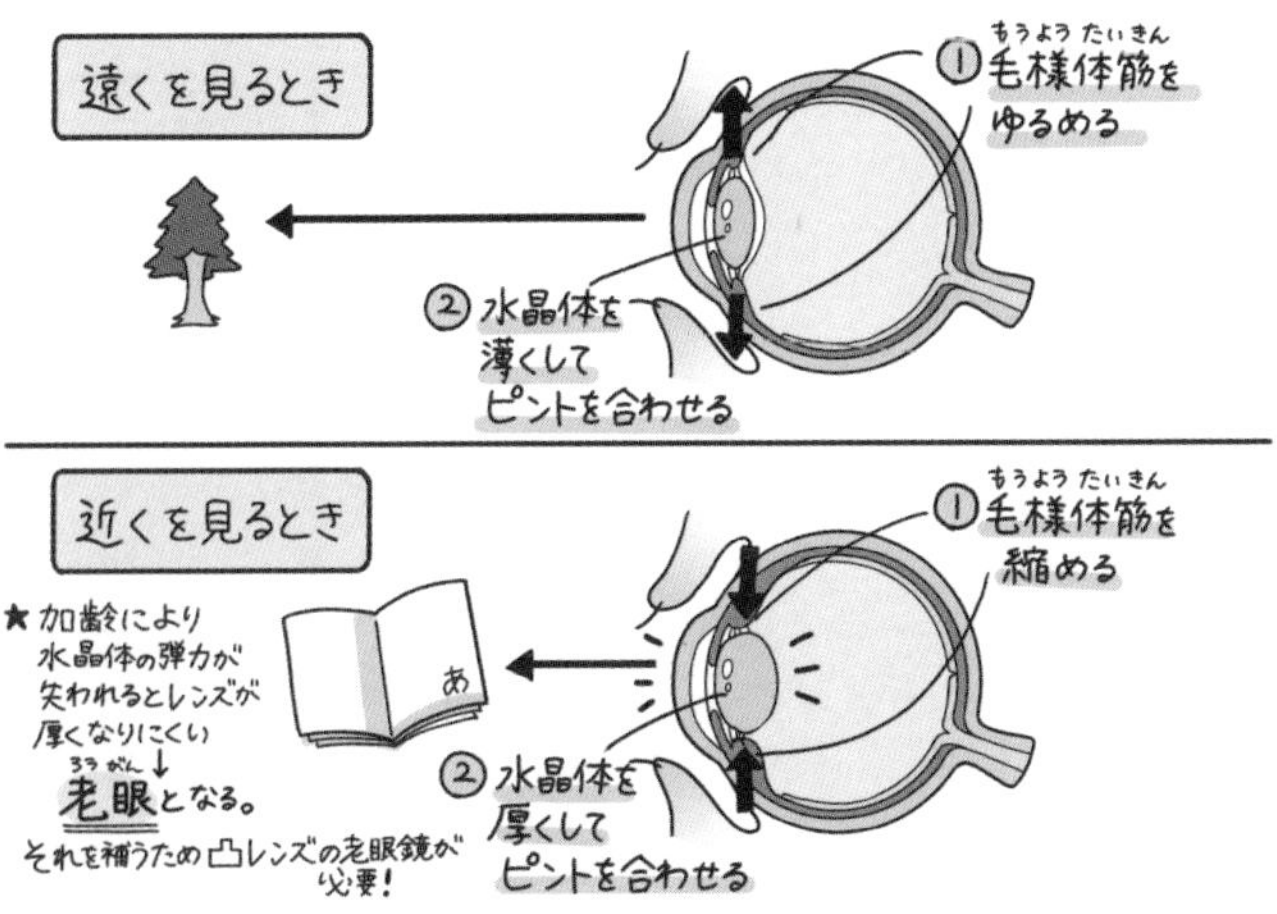

遠くを見るとき
①毛様体筋(もうようたいきん)をゆるめる
②水晶体を薄くしてピントを合わせる

近くを見るとき
①毛様体筋(もうようたいきん)を縮める
②水晶体を厚くしてピントを合わせる
あ
★加齢により水晶体の弾力が失われるとレンズが厚くなりにくい
↓
老眼(ろうがん)となる。
それを補うため凸レンズの老眼鏡が必要!

ると、近くが見づらくなる「老眼」になるのです。

同じ水晶体の問題でも、透明性がカギを握る白内障の場合、早いと40代で白く濁る人もいれば、90歳になっても平気な人がいるほど個人差があります。一方、水晶体の弾力は個人差はあるものの、年齢にほぼ比例します。

50代の後半にもなれば、老眼は確実に誰のもとにも訪れるのです。

Q **近視の人は老眼になりづらいというのは本当ですか。**

A **やっぱり……。**

いいえ、水晶体の老化は、すべての人に同じように起こりますから、近視の人も例外ではありません。近視の人が、メガネやコンタクトレンズをして、遠くがよく見えるように視力を矯正している場合は、「小さい文字が見づらい」と感じるはずです。

ただし、軽い近視の人でメガネやコンタクトレンズをしていなかったり、していても度数が弱かったりする場合は、そもそも近くにピントが合っているので、老眼を自覚しづらいかもしれませんね。

老眼の進行を遅らせることはできないんですか？

A

残念ながら、加齢にともなう生理現象ですから、進行を遅らせたり治療をしたりすることはできません。老眼鏡をかけて視力を矯正するしかありませんね。

「老眼鏡をかけると老眼が進む」というのは都市伝説

Q

「老眼鏡をかけると、老眼がどんどん進む」というのは本当ですか。

A

それは都市伝説のようなものですよ。多くの人は、老眼になったことを自覚したくなくて、老眼鏡をかける時期をできるだけ遅らせたりします。そして、どうしようもなくなった頃に、やっと弱めの老眼鏡をかけ始めるので、すぐに強めの老眼鏡が必要になるのでグッと進んだような気になるのでしょう。見えにくい状態で生活を送っていると、目に疲れがたまりますし、集中力も衰えます。「小さい文字が見えづらい」と感じたら、早めに老眼鏡や遠近両用のメガネを活用したほうがいいです。

最近では、メガネのレンズも進化していますから、昔のように度数の違うレンズを2枚組み合わせた境目のあるものではなく、境目がなく快適で外見上、遠近両用とは気づかれないものがあるのでおすすめです。遠近両用のコンタクトレンズも非常に使いやすく改良されていますから、そちらを使ってみるのもいいでしょう。

私のクリニックでは、性能がよいと判断したメーカー2社の使い捨てワンデータイプの遠近両用コンタクトレンズをすすめていますが、とても評判がいいですよ。

老眼ではないのに、近くを見ているときだけ「なんだか見え方がおかしい」ということに気づく患者さんがときどきいます。一般的にはあまり知られていませんが、緑内障で病気が重症化したとき、近くを見ているときだけ異常を感じる患者さんがいます。

緑内障は視野が欠ける病気として知られていますが、実際に「視野欠損」を自覚する人は、とても少ないです。しかし、近くを見ているときに、文字の一部が見えづらいとか、見ている文字の周りの文字が見えにくいということには気づける人がいるので、緑内障の発見に大いに役立っています。私は「こういうときは、どう見えますか？」と細かく質問しながらお話しすることが多いので、患者さんの見え方にいろいろと気づきます。

17

目がかすむ

小さい文字が見えにくいと感じたら

- 40歳以上であれば、老眼と考えて早めに老眼鏡や遠近両用コンタクトレンズの使用を検討。
- 老眼になるには早い年齢なのに、小さな文字が見えにくいと感じたら、緑内障が進行している可能性も。

＊老眼の可能性が低い年代なら眼科を受診

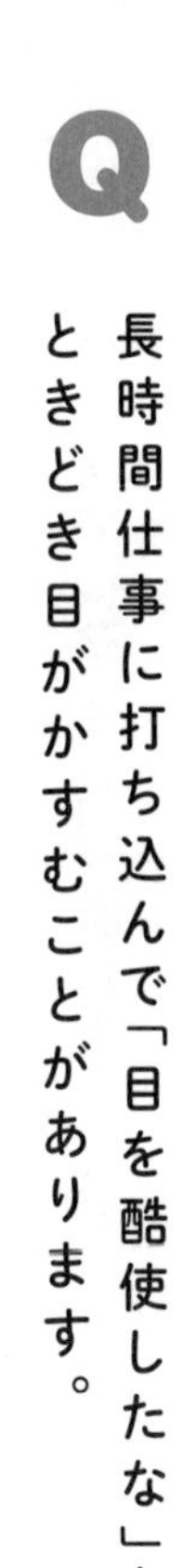

Q 長時間仕事に打ち込んで「目を酷使したな」と感じたときなど、ときどき目がかすむことがあります。

A

「目がかすむ」と訴える患者さんで一番多いのが、これも「ドライアイ」なんです。かすんで見えても、数回、まばたきするとピントが合うようであれば、ドライアイと考えていいでしょう。

対策としては、まばたきをこまめにしたり、15分に1回程度、手を休めて目を10秒ほど閉じたり、保湿成分の入った目薬を指定の回数さしてみたりしてください。

あとは、メガネやコンタクトレンズの度数が合っていない人も、ときどきいます。遠くはかすむけれど、近くのテレビ画面は見える。または、テレビ画面がかすんで見えるけど、ちょっと近寄ると見えるのであれば、よく見えるように設定した度数と見たいものがズレているだけでしょう。

Q 「目がかすむ」というのは、何かの病気の可能性もあるのでしょうか？

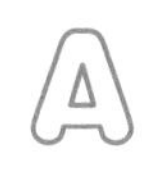

白内障でも「視界が全体的にかすむ」といった症状は現れます。

白内障は、目のレンズである水晶体が濁って見えにくくなる病気ですが、アトピー性皮膚炎や糖尿病などが原因の場合を除くと、ほとんどが加齢によって起こります。そのため、45歳以上の人に多く、80歳を超えるとほとんどの人が白内障を経験します。

しかし、白内障は決して怖い病気ではありません。なぜなら、どんなに症状が進んでも失明に至る病気ではなく手術で治るため、特殊な場合を除けば手遅れにはならないからです。手術では、濁った水晶体を超音波で砕いて吸い出し、その代わりに人工の眼内レンズを入れます。手術は日帰りも可能です。

「白内障はどのくらい悪くなったら手術を受ければいいですか」とよく聞かれますが、見え方に不自由していなければ、ご自身で決めていただいて構いません。クルマを運転する人は、免許を更新できる視力がなくなる前に手術を受けたほうがいいでしょう。

「目のかすみ」で一番恐ろしいのが緑内障

Q

目のかすみで白内障以外の病気も考えられますか。

A

はい、考えられます。白内障より恐ろしいのが、失明原因ナンバーワンの「緑内障」です。一般的に緑内障は、よく「視野が欠ける」病気だといわれますが、そう聞くと多くの人は、お皿の端が欠けるように、常に見えない部分が存在すると想像するでしょう。しかし実際は、ときどきかすんで見えると感じることや解像度が徐々に落ちるように全体的に見えづらくなることが多く、はっきりとした視野の欠けを自覚する頃には、緑内障が相当進んでしまっています。「目がかすむ」と感じる原因がもし緑内障であれば、すでにある程度進行している可能性が高いです。

目がかすむと感じたら

- まばたきを数回するとピントが合うようであれば、ドライアイの可能性大。
- ドライアイの症状を軽減するため、こまめにまばたきしたり目を閉じたり、防腐剤の入っていない涙に近い成分の目薬を使ってみる。
- メガネやコンタクトレンズを装用している人は、度数が適切か確認。
- 白内障が疑われる場合は、レンズの濁りがひどくなる前に眼科を受診。
- 白内障は急ぐ必要はないものの、見えにくくて困る場合は手術を検討。

＊目がかすむ場合、緑内障の可能性もあるので必ず眼科を受診

18

ぼんやりとモヤがかかったように見える

A

「目がかすむ」より重症なのが「モヤがかかったように見える」

「モヤがかかったように見える」と訴える患者さんは、どんな原因であれ「目がかすむ」場合よりも重症なことが多いです。モヤがかかったように、ぼんやりとしか見えない場合、白内障や緑内障、それも〝末期〟であることが疑われます。

また、糖尿病が原因で起こる「糖尿病性網膜症」も多いです。糖尿病になると、血液中の糖が増えて血管がもろく、破れやすくなります。目の奥の網膜にある血管は、特に高密度に張り巡らされているので、詰まったり出血したりしやすくなります。

「糖尿病性網膜症」は放置すると永続的な視力低下の原因となり、受診をためらっているうちにあれよあれよという間に進行し、最悪の場合、失明に至ることもあります。

出血以外でも、血管から水分が漏れ出して、大切な網膜がじわりじわりと弱っていく「黄斑浮腫（おうはんふしゅ）」という状態になると、「モヤがかかったように見える」ようになり、こうなるとなかなか回復することがありません。さらに血管が障害を受けて機能しなくなると、体は酸素や栄養を届けようとして別に新しい血管をつくり始めます。この「新生血管」はとてももろく、出血などが起こりやすいため、しばしば大出血を起こします。その結果、急にぼんやりとモヤがかかったように見えるようになります。

Q なるほど、ぼんやりとしか見えないときは、重篤な病気が隠されている可能性が高いのですね。

A そうです。モヤがかかったように見えるのは、眼底に出血しているケースが多いです。眼球の一番奥にある網膜と、そのさらに後ろ側にある構造を総称して「眼底」と呼びますが、網膜の手前にあって眼球内を満たす透明なゼリー状の「硝子体」を含めて、広い意味で「眼底」と呼ぶこともあります。そのため、網膜や硝子体に出血が起こることを

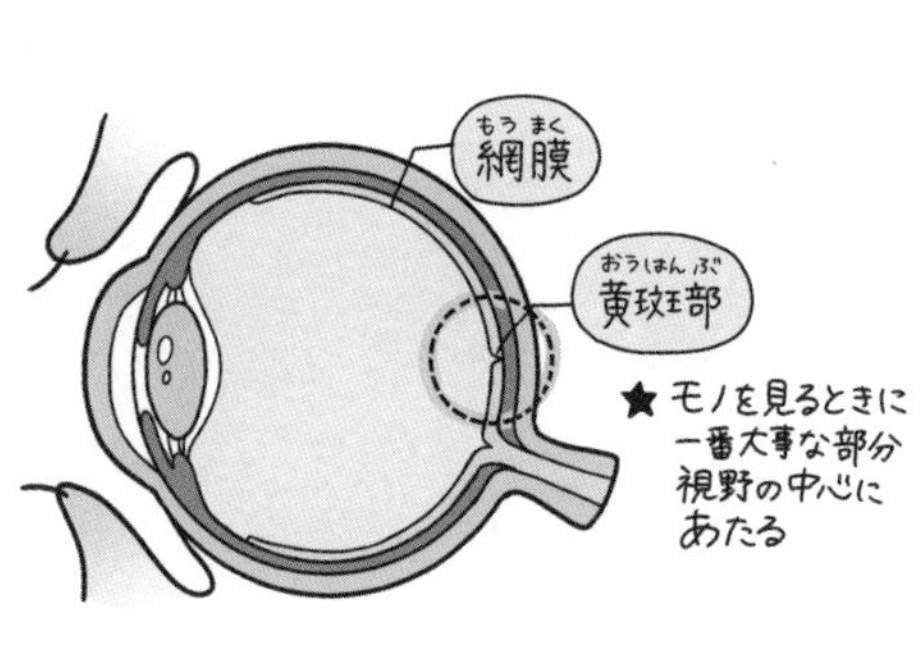

「眼底出血」といいます。

出血が少量であればまったく症状が出ないこともあります。しかし、網膜の中心にあって、モノを見るための視細胞が集中している「黄斑部（おうはんぶ）」が出血でおおわれると、真っ黒で見えない部分が出ます。

また、卵の白身のようなゼリー状の物質である「硝子体」に出血が及ぶと、黒いもやもやした影が見えたり、墨汁（ぼくじゅう）を流したようにぼんやりとしか見えなくなったりします。

「糖尿病性網膜症」で網膜が出血するのは、代表的な眼底出血の1つです。

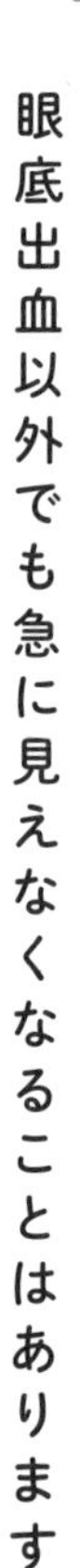

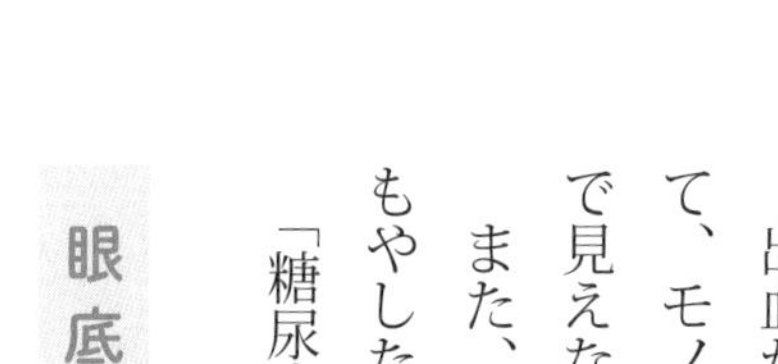

眼底出血以外でも急に見えなくなることはありますか？

眼底出血の主な原因の1つは、目の奥の血管が詰まることです。「血栓（けっせん）」（血のかたまり）によって血管が詰まることがありますが、その背景には「動脈硬化」があります。

「高血圧」「糖尿病」「高脂血症」などの生活習慣病を抱えていると、動脈の血管壁が硬く厚くなり柔軟性が失われ、動脈硬化が進みます。さらに血管の内側（内皮）に脂肪分が蓄積していくと、血栓ができやすくなるのです。目の外から血流にのって血栓が流れてきて、目の動脈で詰まると、出血は起きませんが急に見えなくなります。

私のクリニックにも「昨日まで普通に見えていたのに、突然、ぼんやりとモヤがかかったようになりました」と来院された40代の女性がいました。この女性は目の動脈が根本で詰まってしまう「網膜中心動脈閉塞症（もうまくちゅうしんどうみゃくへいそくしょう）」という失明率が非常に高い病気でした。私は同じ病気の患者さんを数多く診てきましたが、ほとんどの人は失明しています。

失明した人に共通するのは「見えにくいけど少し様子を見よう」と考えて、すぐに眼科を受診しなかったことです。網膜は脳と同じ神経細胞でできているので、血流が止まると数時間で死滅してしまい、再生不可能となります。様子見をせず、すぐに眼科を受診したうえで、適切な処置を受けても間に合わないことさえ多いのです。

この40代女性の場合、朝症状に気づいて、午前中には私のクリニックを受診。すぐに血栓溶解薬を点滴するなどして治療し、幸いにも視力を失うことはありませんでした。私の眼科医人生の中で、この病気で失明しなかったのは、この女性を含めて3人だけです。この女性は、その後も3人の娘さんとともに、定期検診を受けています。

「急にぼんやり見えるようになった」と、突発的に起こる症状は失明につながる病気が多いです。どうか様子見はせず、症状を自覚したらすぐに眼科を受診してください。

視界がぼんやりとしてきたら

- 一刻を争う場合もあるので「様子を見よう」などと思わず眼科を受診。

19

視界が白く濁る

「視界が白く濁る」のは白内障以外でも起こる

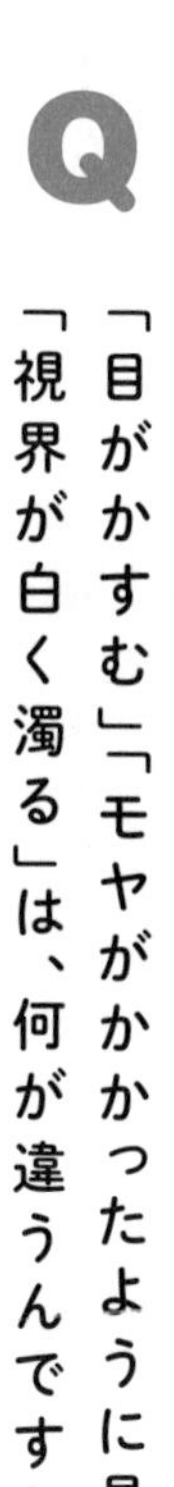

Q 「目がかすむ」「モヤがかかったように見える」と「視界が白く濁る」は、何が違うんですか？

A 患者さんにうかがうと、それぞれの見え方には違いがあります。「目がかすむ」と訴えるときは、映像の解像度が少し悪くなった状態。「モヤがかかったように見える」という場合は、それよりももっとぼんやりとして見えづらくなっている状態であることが多いようです。「視界が白く濁る」という場合は、その表現の通り視界が白っぽくなっています。

Q 「視界が白く濁る」のは、やはり白内障が多いのでしょうか。

A そうですね、代表的なのは白内障です。でも、白内障以外の病気の可能性もあります。白内障は手術をすれば治るとはいえ、白内障だと決めつけて「手術するまで、このままでいいや」などと放っておかないでほしいです。

Q 白内障以外には、どんな病気が考えられるのですか。

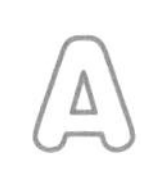

高血圧の人は、血管にかかる圧力が高く、眼底にある動脈が硬くなったりくびれたりと変形しがちです。そうやって、もろくなった血管から浸出した成分によって網膜にむくみが生じた場合、白く濁って見えることがあるんです。

糖尿病の場合も同様です。血液中にある過剰な糖分が、網膜の血管に内側からダメージを与えることが原因でむくみが起きると、視界が白く濁ります。

重篤な病気が隠されている可能性も

ほかにもまだ視界が白く濁る病気はあるのでしょうか。

それでは、目の表面から奥のほうに向かって、どんな病気の可能性があるか、おさらいを兼ねて順番に説明してみましょうか。

まず、目の表面をおおう〝涙の膜〟に問題があって、白く濁って見えることがあります。この原因はドライアイです。次に、茶目の部分である虹彩が炎症を起こしている「虹彩炎」の可能性もあります。範囲が広い場合は「ぶどう膜炎」と呼ぶこともあります。

さらにその奥にある、目のレンズ「水晶体」が白く濁るのが白内障ですね。そして、高血圧や糖尿病で網膜に問題が起きたり、緑内障が中心部に進行してきたりしても、白く濁って見えたり暗く見えたりすることがあります。

最終的に網膜に届いた光の信号を、脳に送るケーブルの役目を果たす視神経に炎症が起きている「視神経炎」でも視界が白く濁ることがあります。

どれも重大な病気なのでしょうか。

A

ドライアイと白内障以外は、放っておくと失明に至る可能性があります。やはり「白く見える＝白内障」と決めつけないことが肝心ですね。

「視界が白く濁る」と感じたら、やるべきこと

- **「見え方がいつもと違う」「視界が白く濁る」などと感じたら、すぐに眼科を受診。**

20

視野が欠ける

健康な目でも見えていない「盲点」が存在する

Q

「視野が欠ける」というのは、常に見えない部分が存在するということですか？

A

そうです。でも、たとえ健康な状態でも、私たちの目には誰にでも見えていない「盲点」が存在します。

目の一番奥にある「網膜」で受けとった映像を、脳に送るケーブルである「視神経」は、眼球の奥から脳につながっています。この視神経が出入りしている眼球の穴の部分には、実は光を感じる細胞がありません。そのため、ここには光があたっても光を感じることができないので、像が見えません。

これは「マリオット盲点」と呼ばれるもので、フランスの物理学者エドム・マリオットにより発見されたため、そう名づけられています。マリオット盲点は生理的な盲点ですから、心配することはありません。

下の図を見てください。そして、左目をつぶり右目の位置を「★」の正面に置き「★」を見つめます。ゆっくりと顔を15cm程度、本に近づけていくと「R」が見えなく位置があるでしょう。左目でも同じように行うと「L」が見えなく点があるはずです。それがマリオット盲点です。

もし、それ以外に「マス目がゆがんで見える」「視野が欠ける」「一部が暗く見える」といった場合、マリオット盲点ではありま

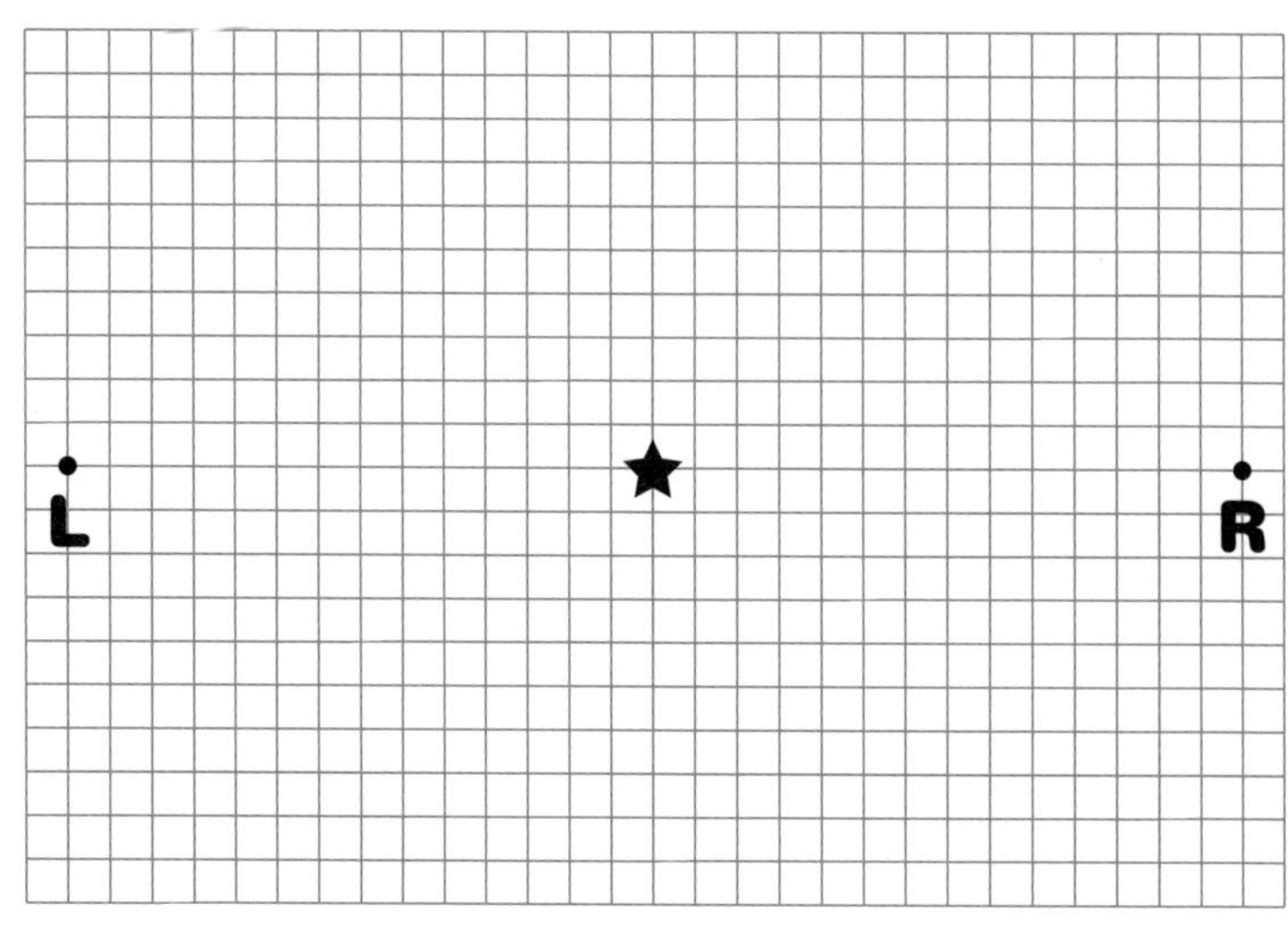

せんから、すぐに眼科を受診してください。

日常生活では目が動いているため、ある一瞬、マリオット盲点に隠れている像以外は、脳にインプットされて画像情報として残ります。そのため次の瞬間、そこから少しずれた場所を見たとき、その情報が脳に追加されるので、画像で欠けている部分があってもそれを認識できないのです。

同じように、病気で視野が欠け始めても、ほとんど気づくことはできません。

Q

手遅れになる前に視野が欠けていることに気づくためには、どうすればいいのでしょう。

A

できれば毎日、同じ距離にある同じものを、片目ずつ見てみるといいでしょう。どちらかの目で見えない部分があったら、視野が欠けているとわかります。

テレワークの「おうち時間」で毎日、スマホやパソコンの同じような画面を見ているときは、病気に気づく絶好のチャンスです！

「視野が欠ける」のは緑内障だけではない

「視野が欠ける」のは緑内障が代表的ですか。

A

そうですね、まずは緑内障。加えて気をつけなければならないのが、「網膜剥離」と「網膜色素変性症」です。

網膜剥離というと、ちょっと詳しい人でも「目にテニスボールがあたった」「ボクサーが目にパンチを受けた」など目に強烈な衝撃を受けて発症するものだと思っている人が多いのですが、実は、そんなことがなくても起こることを知っていただきたいです。

網膜に裂け目が生じる病気を「網膜裂孔（もうまくれっこう）」といいますが、この病気はこれといった原因がなく、幼児以外はどの年齢層にも起こります。目を強く打ったりして眼球が急激な外圧を受けたことによる「眼球打撲」に関連するものはごくわずかで、気づかないうちに網膜に穴が開いている人が実はとても多いです。

網膜裂孔はレーザーで穴の周りを治療してふさぐことができますから、初期症状で発見できれば、簡単な治療で治すことができます。ただし、気づかずに放っておくと、そこから網膜がはがれて網膜剥離になり、手術が必要になってきます。手術をしなくてもすむように、早期発見でレーザー処置で進行を止めることが何より大事です。

網膜剝離が広がってくると、視野が欠けるといった症状が現れます。しかし、先ほどもお話ししたように、人の視野は視覚情報を両目で補うため、なかなか視野が欠けているということに気づきにくい。もし「見えない部分がある」と自覚するようになった時点では、なんらかの目の病気が、すでにある程度進行している可能性が高いです。

私が米国時代に研究していた「網膜色素変性症」も、初期症状の「夜盲」から進行すると視野が欠けてきます。この病気は中心に向かって周辺部の視野から欠けてくる典型的な「求心性視野狭窄（きょうさく）」で、人やモノにぶつかったり交通事故に遭ったりするケースも多いので、とても注意が必要です。

定期的に検査を受けて、どこまで見えていて、どこから見えないのかを知っておくことは、自分や家族の身の安全を守るためにとても重要です。

視野が欠けると感じたら

- 日本人の失明原因の1位である緑内障、深刻な視力障害の可能性もある網膜剝離、進行性の難病である網膜色素変性症、この3つの病気の可能性があるので、視野が欠けていると自覚したら、すぐに眼科を受診。

21

存在しない光がチラチラと見える

Q 睡眠不足のときなど、チラチラと光が見えて、しばらくモノが見えなくなることがあります。これは、目のどこに問題があるのでしょう。

A 「光が見える」のは大きく2つの原因がある

「存在しない光が見える」という症状を「光視症（こうししょう）」といいますが、大きく2つの原因があります。まずはギザギザする光が数分、動いて見えてその部分がなんとなく見えにくくなりますが、そのうち消えていくというパターン。これは目の病気ではありません。

私たちの脳には、目で見たものを最終的に認識する「視覚中枢」という部分があり、なんらかの理由でこの視覚中枢の血管が収縮し、血流が下がるとこうしたギザギザの光が見えると脳が感じることがあるのです。

これは「閃輝暗点（せんきあんてん）」といって、原因は定かではないのですが、疲労やストレスなどが関係しているといわれています。実は、私も年に数回経験しますが、20〜30分くらいやり過ごせば消えていくので、心配しなくても大丈夫です。

Q　目の病気でも、脳の病気でもないということですね。

A　はい、病気ではありません。一時的な血流障害で、正座をしていたら足がしびれるのと同じようなことです。ただし、ごくまれにですが、脳腫瘍や血管異常で血流が大きく変動することがあります。この場合の光視症は頻度が高かったり、光が見えるより暗くなったりすることが多いので、普通は考えなくてかまいません。

Q　「光が見える」という、もう1つの原因はなんでしょうか。

A　「閃輝暗点」とは光の見え方が異なり、視野の端（はし）のほうに一瞬、稲妻（いなずま）のような光が走るケースです。いつもだいたい同じ場所が光ります。こうした瞬間的な光が見える原因は、「網膜が内向きに引っ張られていること」にあります。

眼球を満たしている卵の白身のようなゼリー状の「硝子体」は、眼球の奥で網膜に接していて、ところどころ網膜に強く癒着しているところがあります。このゼリー状の成分が変化して、硝子体全体がしぼんでくると、目の中であちらこちらによく動くようになり、目を動かすたびに癒着している部分の網膜が引っ張られます。

網膜は光を感じるパーツですから、引っ張られる力が強いと物理的な刺激を「光」として受け止めることがあります。これが稲妻のような光の正体で、これも先ほど触れた「光視症（こうししょう）」です。

マンガの「殴られると目から星が出る」は本当だった⁉

Q 光視症はそのままにしていていいのでしょうか。

A 網膜が強く引っ張られ続けると、裂け目ができて網膜剝離を起こしたり、血管がちぎれて硝子体出血を起こしたりして、見えにくくなってしまうことがあります。この種の光視症は危険なので、必ず網膜や硝子体の疾患を得意とする眼科医に、徹底的に調べてもらってください。よくマンガで「殴られると目から星が出る」という場面が描かれますよね。あれは、強い刺激を光として受け止めて、ピカッと光って見えるという意味では現実にあることなんです。

Q 極端に、左右に眼球を動かさなければ予防できますか？

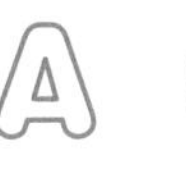

A それはあまり意味がないですね。目は寝ている間も動いていますから、眼球を安静にするというのは難しいんです。

存在しない光が見えたら

- 光視症は、光の見え方によって区別する。
- 数分間、ギザギザした光が動いて見えて消えていく場合、脳の視覚中枢の血流が下がっているのが原因なので心配無用。

＊ピカッと一瞬、稲妻のような光が、いつも同じ場所に見える場合、すぐに眼科受診

22

中心部分が暗く感じる

目の奥の網膜に「水ぶくれ」ができると暗く見えることがある

A

「目の中心部分が暗く見える」と訴える人に、圧倒的に多いのが「中心性漿液性網脈絡膜症」という病気です。漢字が多くてお経みたいな名前でしょう？　私たちは英語名を略して「ＩＣＳＣ」と呼んでいます。

Q

なぜ、その難しい名前の病気になってしまうのでしょう？

A

網膜を外側から包んでいる血管が多い膜を「脈絡膜」といいます。網膜は、網膜内の血管以外にも、脈絡膜の血管からも酸素や栄養を得ています。それと同時に不要になった老廃物を、脈絡膜の血管から排出して機能を健全にキープしているんです。

網膜は10層もの薄い膜が重なって構成されていますが、網膜の一番外側のバリア機能が低下すると、外側に接する脈絡膜の血管から染み出した水分が、網膜側に漏れ出てきます。この漏れ出した水分が「水ぶくれ」をつくると、部分的な網膜剥離が起きてしまいます。なぜかこの病気は網膜の中心部で、モノを見るための視細胞が集まっている「黄斑部」の近くで起こりやすく、ここで網膜剥離が起こると「中心部分が暗く見える」という症状が現れるのです。

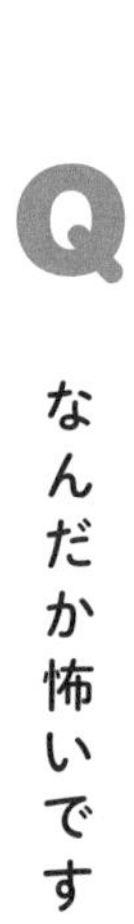

Q なんだか怖いですね……。この病気は、どうやって治療するのですか。

A 水ぶくれができているのが、黄斑部から離れていれば、レーザーで水の出口をふさぐことができます。しかし、水ぶくれが黄斑部に近いと、レーザーを打つことができませんから、自然に治るのを待つしかありません。

Q えっ、自然に治る可能性があるんですか。

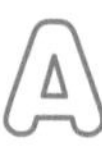

この病気は、治療をしなくても3～6カ月もすると、自然に治ることがあります。その自然治癒を助けるために脈絡膜の血液循環を促進する内服薬を飲んでもらうこともあります。ただし、この場合、経過が長引いたり、症状をくり返したりすることもあります。

同じ病気で、中心部が黄色く見えることもある

この病気は、水ぶくれの位置によって「中心部分が暗く見える」以外の症状が出ることがあります。たとえば「中心部分がなんとなく青く見える（黄色く見える）」「モノが小さく見える（ゆがんで見える）」といった症状です。

こうした症状を自覚したら、先ほどお話した「中心性漿液性網脈絡膜症」（ＩＣＳＣ）の可能性があります。

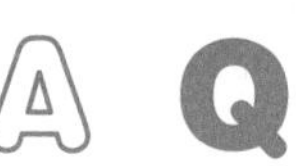

ほかに「中心部が暗く感じる」病気はありますか。

ほとんどの場合はＩＣＳＣですが、網膜の中心にあり視力のほとんどを担う「黄斑部」

に異常が起きる「加齢黄斑変性」という病気の可能性もあります。この場合、中心部が暗く見える以外にも「モノがゆがむ」「見えにくい」という症状をともなうことが多いです。

糖尿病の人で、黄斑部にむくみが出て「黄斑浮腫」になると「視界の中心部が暗く感じる」という人がいます。糖尿病の患者さん全員に起こるわけではありませんが、確率として低いとはいえません。

中心部が暗く見えたら

●中心部分が「暗く見える」「青く見える」「黄色く見える」「モノが小さく見える」を放っておくと、症状が長引いたりくり返したりする。

＊自然に症状がよくなるケースがあるものの、「加齢黄斑変性」や「糖尿病性網膜症」のように治療が難しく、予防に努めるしかない病気の場合もあるので、様子見をする前にまずは眼科医を受診

23

モノがゆがんで見える

目のスクリーンが波打ってしまうとモノがゆがんで見える

Q ウチの母親が、最近「モノがゆがんで見える」っていうんです。

A それは心配ですね。「モノがゆがんで見える」ときは、2つの病気の可能性があります。1つは「加齢黄斑変性（かれいおうはんへんせい）」です。欧米では失明原因の1位となっていて、日本でも高齢化や食生活の変化などにより、患者数が増えてきています。

何度か説明している「黄斑部」は、網膜の中心、直径わずか1㎜程度のとても小さい部位ですが、「視力」を担っている最重要部です。黄斑部以外の網膜は、周りの「視野」を担っています。字が読めるレベルの高い解像度があるのは、この黄斑部だけです。

たとえば、街を歩いていて「何かの広告があるな」とわかるのが、網膜の「視野」の働き。その広告の方向に網膜の中心部である「黄斑部」を向けることで、初めて「視力」を発揮して字を読み、「不動産の広告か」とわかるのです。そのため、黄斑部に異常が生じると、ほかの網膜に問題がなくても著しく視力が低下して、モノが見えづらくなります。

この黄斑部に、加齢によって老廃物がたまってふくらんだりすると、波打ったスクリーンに映像を映すようにモノがゆがんで見える。これが「加齢黄斑変性」の1つの症状です。

もう1つの加齢黄斑変性の症状は、網膜の外側を包む「脈絡膜」から新生血管が伸びてきて、網膜の中に血液成分が漏れ出したり出血したりすることで、スクリーンである網膜にゆがみが生じるもの。これには新生血管を直接しぼませる画期的な注射薬ができて、劇的に症状が改善することがあるので、チャレンジする価値はあります。

Q

それらの症状は、老化が原因なのですか。

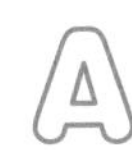

そうですね、「黄斑変性」は遺伝などの原因で発症することがありますが、「加齢黄斑変性」のほうは、年齢を重ねたことによる組織の変化だと考えられます。一般的には50

歳以上に多く起こります。食生活の見直しとサプリメントで改善する場合もあります。

そのため、ちょっと見え方がおかしくても「老眼かな？」「たいしたことないだろう」と放っておかれがちです。174ページにチェックシートがあります。40歳を過ぎたらこまめにチェックをして、ちょっとでもゆがんで見えたら眼科を受診してください。

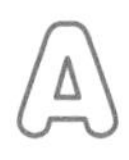

手術が必要な病気が原因の場合もある

もう1つは、網膜の前にセロファンのような薄い膜が癒着して、スクリーンである網膜にゆがみが生じることで、モノがゆがんで見える「黄斑前線維症」です。「黄斑前膜」とも呼ばれます。

眼球の中を満たすゼリー状の硝子体が変質して減少したとき、網膜に一部がとり残されることによって膜ができたり、網膜裂孔とともにできたりしますが、多くは原因不明です。この場合、自然に膜がはがれることはほとんどありませんが、多少のゆがみを自覚しても視力は低下しないことが多いです。視力が低下するほどの重症のゆがみに発展したら、手術したほうがいいケースもあります。

モノがゆがんで見えたら

- 老廃物がたまる場合は、生活習慣の改善やサプリメントの摂取が中心になる。
- ほうれん草やブロッコリーなどの緑黄色野菜に多く含まれるカロテノイドの一種「ルテイン」に、加齢黄斑変性の進行を抑える働きがある。
- 老廃物がたまるタイプの加齢黄斑変性の場合、ルテインのサプリメントの摂取で改善効果が期待される。
- 血管が侵出してきている場合や「黄斑前線維症」にはサプリメントは効かない。

*「モノがゆがんで見える」ときは、原因がなんであるか眼科を受診

24

モノが二重に見える

片目で二重に見えるのか、両目で見たときダブるのか？

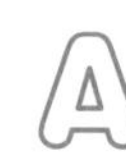

「モノが二重に見える」とき、まず確認したいのが、「片目で見て二重に見えるのか」それとも「両目で見たときに二重に見えるのか」です。

片目で見て二重に見えるときは、「乱視」か「白内障」の可能性があります。

外から入る光を屈折させて像を結ぶ働きをしているのが、「角膜」と「水晶体」でしたね。乱視は角膜のゆがみが主な原因で、白内障は水晶体の濁りによって屈折の異常が起こり、モノがずれて見えます。

次に、両目で見てモノが二重に見えるのに、片目だと1つに見えるのは、両方の目が向いている方向がずれていることが原因です。片目は正面を向いていても、もう片目が常に違う方向を向いてしまっている「斜視」があると、モノが2つに見えることがあります。とはいえ、長い間この状態に慣れてしまっている人は、あまり自覚することはありません。

「急に、モノがダブって見えるようになった」という「両眼性複視」の場合、目の働きを司る「中脳（ちゅうのう）」の血管に異常が起こっている可能性が高いです。脳梗塞などで急に中脳に異常が起こると突然、この両眼性複視を自覚します。

脳の血管が狭くなったり詰まったりしている、もしくはなんらかの理由で血管が破れて出血したりして脳に障害が起きると、目を動かす筋肉へ伸びている神経が働かなくなり、両目でとらえる映像がずれてモノが二重に見えてしまうのです。

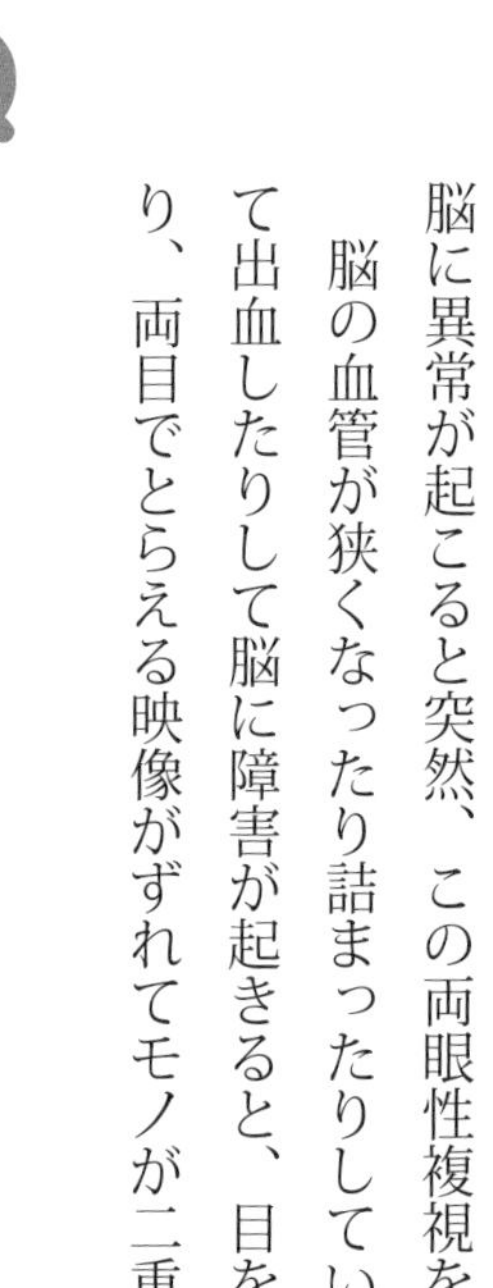
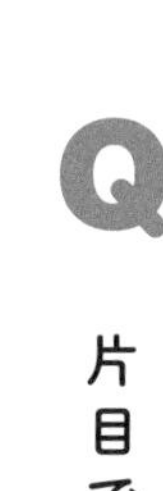

片目で見て二重に見えるときは、改善できるのですか。

乱視であれば、メガネやコンタクトレンズで矯正できます。白内障の場合、目のレンズ（水晶体）内の濁りは自然には消えませんから、水晶体を人工の眼内レンズに置き換える手術が必要になります。

ただ「片目で見てモノが二重に見える」場合、見るものすべてがダブって見えるわけではないはずです。モノの大きさなどによって、二重に見えないこともあるでしょう。そのため白内障の場合、日常生活で困ることが多くなければ、あせって手術をする必要はありません。

両目で見ているときにモノがダブって見えるのは、かなり深刻な脳の病気が隠れているんですね。

A

そうですね。脳血管障害を起こす危険因子としてあげられるのが、「高血圧」と「糖尿病」です。そのため「両目で見てモノが二重に見える」と受診される患者さんには、必ず「高血圧ではないですか」「糖尿病ではないですか」と確認しています。そこからあらためて検査をして、病気がわかるケースも少なくありません。

脳血管障害が起きると、場所によっては適切な治療をしないと、半身不随や認知症といった後遺症が残る可能性があります。ですから「両目で見てモノが二重に見える」場合、脳の血管に問題があるかもしれないと考えて、専門の病院で診療を受けたほうがいいでしょう。

モノが二重に見えたら

- モノが二重に見えるのは片目で見たときか、両目で見たときかを確認。
- 片目で二重に見える場合、乱視や白内障の可能性を考えて、矯正方法や治療手段などを医師と相談。

＊両目で見てモノが二重に見える場合は眼科を受診、脳血管障害の可能性があれば、専門医の診療を受ける

25 視力が急に落ちた

急激な視力の低下は失明の危険性が大

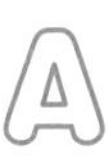

「視力が急に落ちる」という病気は、いくつか考えられます。まずはすぐに治療を要

する危険度の高いものから説明しましょう。

「危険度が高い」ということは、失明の可能性もあるのですか。

はい、すぐに治療を開始しないと視力を失ってしまうのが、網膜の動脈が詰まってしまう「網膜中心動脈閉塞症」（111ページ参照）というものです。動脈が詰まってしまうと、細胞に必要な酸素や栄養が途絶えてしまうので、短時間で失明に至ります。

そのため「急に見えなくなった」と感じたら半日以内、可能な限り早めに治療しなければなりません。「ちょっと様子を見よう」とする人が少なからずいますが、すぐに眼科を受診してください。特に「高血圧」「動脈硬化」を抱えている人、喫煙習慣のある人は血管が詰まりやすいので注意してください。

また、患者数では網膜の動脈よりも静脈が詰まるケースが多いです。でも、たとえ詰まったのが静脈だったとしても重症の場合、放っておくと短期間で視力が低下して回復が難しくなり、低下した視力が戻らなくなります。いずれにしても「視力が急に落ちた」と感じたら、早期の受診が必要です。

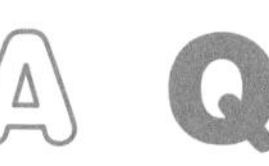

ほかにも失明の可能性がある病気はなんでしょう。

頻度として多いのは「網膜剝離」です。近年では、手術法などが進歩したおかげで、失明に至る可能性はかなり低くなっています。でも、網膜がはがれているのに、長い間そのままにしておくと、視力の回復が難しくなるケースが少なくありません。

はがれた網膜は感度が落ちるため、はがれた部分の視野が見えなくなったり、網膜の中心にある「黄斑部」にまで剝離が広がると、急激に視力が低下したりします。

また網膜剝離は、まだ初期の段階に糸くずが浮いて見える「飛蚊症」の症状が急激に悪化したり、稲妻のように一瞬ピカッと光が見えたりする「光視症」が現れることもありますが、このような前ぶれがまったくなく、急に見えなくなることもあります。

ほかにも、患者数は多くありませんが、「急性緑内障発作」（29ページ参照）は早期に発見して適切な治療をしないと、一晩であっという間に失明してしまう可能性がある病気です。急性緑内障発作では、目の中を循環している水分の出口が詰まり、眼圧が急上昇します。

自覚できる主な症状が「視力低下」以外に「頭痛」「吐き気」など、脳の疾患と間違われやすいため、救急外来で脳に異常がないとわかると、そのまま「様子を見る」人が多いのですが、すぐに眼科を受診しなければいけません。

Q こうした急激な視力の低下以外に、なんとなく見えづらいと感じるときはどうすればいいでしょうか。

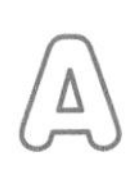

「なんとなく見えづらい」と感じるときは、ドライアイや近視が進行した場合、そして初期の白内障や加齢黄斑変性、慢性の緑内障の可能性も考えられます。

急激に視力が落ちたら

● 急な視力の低下は失明の可能性が高いため「おかしいな？」と思ったら「一晩、様子を見よう」などと思わず、すぐに眼科を受診。

column

あちこちの眼科をさまよう「眼科難民®」を救いたい

もしあなたが「明日、視力を失ったら?」と想像してみてください。試しに、目をつぶったまま食事をしてみましょう。モノが見づらくなったり完全に見えなくなったりすると、日常生活であたり前にできていたことのほとんどが、難しくなることがわかるでしょう。

でも、日本人の失明原因の1位は「緑内障」ですが、そのほとんどは、病状が重症化しても、目に見える充血や痛みといった症状がありません。

「失明寸前まで自覚症状がない」という緑内障は、患者さんにとっても眼科医にとってもやっかいな病気です。

眼科医が「緑内障とはどういった病気で、どのように進行する可能性があるか。そのため、こうした治療をしていきます」などと、納得いくまで説明をしないと、患者さんはなかなか理解できません。理解できないままだと、「検査結果や病状について説明してもらえない」と不安を抱え、あちこちの病院をさまよい歩くようになってしまいます。

そんな患者さんを私は「眼科難民®」と名づけ、1人でも多くの患者さんに正しい情報を伝え、治療の必要性を理解していただき、希望を持って前向きに治療に取り組んでいただけるよう全力を傾けています。

そんな「眼科難民®」の患者さんにも納得していただけるよう、本書では緑内障だけでなく「放っておくと怖い目の症状」について詳しく解説しています。それは、正しく病気を知ることが、確実な治療の第一歩となるからです。

PART 3

自覚症状ゼロ!?
放っておいたら怖い
目の病気

間違いだらけの目の常識トップ6

「なんとなく知っている」目の常識は間違いだらけ！

ほとんどの人は目の不調について、

「目が疲れる」「乾燥する」→目薬をさせばいい
「見えにくい」「視力が落ちた」→年だからしょうがない

などと、軽く考えがちです。

しかし「PART1」「PART2」で紹介したように「目の前に糸くずが見える」「視界がぼやける」などといった、よくあるさまざまな目の症状のウラに、怖い病気が隠れている可能性は決して少なくないのです。

そこで、この「PART3」では、漠然と「なんとなく知っている」「みんな同じように思っている」といった間違いの多い「目の常識」について、特に多くの人が抱える「間違いトップ6」について説明していきましょう。

失明原因トップ！「緑内障」①

間違いだらけの目の常識 1

眼圧が高いと緑内障になる？

「正常眼圧なのに緑内障」が全体の97％を占める

一般的には「眼圧が高いと緑内障になる」というのが常識とされています。ネットで緑内障について検索してみても、そう書かれているケースがほとんどです。

しかし、**ここで私がハッキリとお伝えしたいのが、緑内障の患者さんのほとんどは眼圧が高くないという事実です。**

緑内障とは、目と脳をつなぐ視神経がなんらかの理由でダメージを受け、少しずつ見えない範囲が広がっていく病気です。緑内障の原因は、そもそもハッキリとはわかっていません。

私たちの眼球の形を維持するための眼圧は「10〜21mmHg」が正常範囲とされています。21mmHgを超える高い眼圧が続くと、目の奥にある視神経が圧迫され、異常をきたす可能性は確かに高まります。一定の割合で「眼圧が高い」ことが原因で、緑内障になっている患者さんがいるのも事実です。

しかし、**実際には緑内障の患者さんの97%は正常眼圧なのです。**

私のクリニックでは、毎日毎日数人の緑内障の患者さんが「新患」として受診していて、累計で3000人ほどの緑内障の患者さんが通っています。すでにほかの眼科医から治療を受けているものの、病状や治療薬について詳しい説明を受けられない患者さん

（私は「眼科難民®」と呼んでいます）に加えて、人間ドックで異常が見つかった人もたくさんいます。

「かゆい」「まぶたが腫れた」など、まったく違う症状で診察を受けて検査をしたところ、視神経の色や形がおかしいので「おや!?」と思い、「念のために精密検査をしましょう」と私のアドバイスに従って緑内障が見つかるケースもかなり多いです。

先日クリニックに訪れた50代女性も眼圧は正常でした。近視と老眼以外に見えづらいと思ったことも、視野が欠けていると感じたこともないにもかかわらず、検査してみたところ緑内障であることが発覚したのです。ご本人は思いもかけないことで、「まさか自分が……」と大変ショックを受けていました。

大多数の人は、眼圧が高くないのに「そもそも視神経が弱い」「血流が悪い」といったさまざまな要因から、緑内障を発症しています。

検査の結果「緑内障です」とお伝えすると、「えっ、眼圧が高いといわれたことはありませんよ」と困惑する患者さんが多いのは、「緑内障の原因は眼圧が高いこと」と信じている人がそれだけ多いからでしょう。

眼圧を下げると病気が進行するスピードが遅くなる

「眼圧が高いことが原因でないなら、なぜ目薬で眼圧を下げるんですか？」

私のクリニックに通う緑内障の患者さんからいただく、最も多い質問の1つです。

確かに緑内障の患者さんには、眼圧を下げる目薬を処方します。この質問に対する答えは、風邪をひいたときにたとえると、わかりやすいでしょう。

インフルエンザなどを除くと、風邪の原因ウイルスは種類が多すぎて特定できません。そのため病院を受診してもウイルスを根本的に退治する薬は処方されません。咳が出てつらいなら咳止め薬、熱が出てつらいなら解熱剤など、症状を抑える薬を処方して病気が少しでもラクになるようにします。

緑内障も同様です。原因が特定されていないのですから、病気の引き金となった原因を解消する治療はできないのです。ただ、**眼圧を下げると緑内障が進行するスピードが遅くなることはわかっています。**正常眼圧緑内障の場合、眼圧を30％下げると、およそ80％の患者さんに高い進行抑制の効果が見られるという結果が出ています。だから、眼圧を下げる治療をするのです。

「緑内障治療をデザインする®」

「眼圧が正常なのに、眼圧を下げても大丈夫なのでしょうか」とも、よく質問されます。目に不都合が生じるほど、眼圧を下げることはないので、まったく心配することはありません。

緑内障の治療は、極端に眼圧を低くする治療ではなく、数カ月にわたり患者さん１人ひとりの平均眼圧を測定して、どの程度下げれば効果的かを見定めていく治療なのです。

緑内障の治療で「眼圧」の扱いほどやっかいなものはありません。ひと言で眼圧といっても、いろいろと複雑なため、私のクリニックでは患者さん１人ひとりに「緑内障治療をデザインする®」という考え方を伝えています。

眼圧の正常値は「10～21mmHg」とされていますが、この範囲内に95％の人が入るというだけの根拠しかありません。21mmHgを大きく上回る眼圧で緑内障でない人もいますし、眼圧が1桁で重症の緑内障の人もいます。

さらに同じ人でも、日によっても時間によっても眼圧は変動します。そのため初診時と再診時の眼圧が違ってくることが多いのです。

人によっては±5mmHgほど違ってくることも珍しくありません。正確な眼圧情報は何度も違う日に測定して、その平均値を求める以外に得る方法がないのが実情です。

眼圧は点眼などをして治療しますが、眼圧を下げたとしても、日によって（時間によって）眼圧が上下します。そのため、治療効果を測定するにも、眼圧を何度も測定して平均値を求めなければなりません。

こうして治療前の眼圧の平均値と、治療中の眼圧の平均値を数値化して比較することで、どれくらい眼圧を下げたら治療効果を得られたかを判断するのです。

このようにして治療効果を測定していきますが、点眼薬による効果は人によってまちまちです。ある人は1種類の点眼薬で眼圧が25％程度下がることもありますが、3～4

種類の点眼薬を使っても眼圧が10％程度しか下がらない人もいます。

点眼薬で思ったように眼圧が下がらない場合、点眼薬と内服薬の併用やレーザー治療などに進むことを患者さんとの話し合いによって検討します。

もともとの眼圧、治療による下がり具合の個人差、病気の進行度とパターン、患者さんの残りの人生の持ち時間を計算して「緑内障治療をデザイン®」していきます。

また、前述したように緑内障の9割以上は「正常眼圧緑内障」であり、眼圧は基準値の範囲内にあるため、眼圧検査で見つかる緑内障は、ほんの数％です。

私のクリニックで導入している「ＯＣＴ」（光干渉断層計）という検査機器では、赤外線を利用して網膜の断面を3次元的にとらえることができます。むくみの程度や出血の範囲や深さ、視神経がダメージを受けている範囲や深さなども精密に把握することができるのです。

初期の緑内障の大部分は「ＯＣＴ検査」と「視野検査」を受けなければ見つけることはできません。40歳を過ぎたら最新の検査機器を揃えた眼科で、定期的な目の

健康診断を受けることをおすすめします。

「緑内障」は自覚症状がほとんどありません。遺伝性もあるので家族や親戚に緑内障の人がいるなら、必ず年齢に関係なく定期的に検査を受けることをおすすめします。

私のクリニックでは、両親とも緑内障の家系で、9歳のお子さんに緑内障が見つかったケースがあります。

緑内障による視野障害が広範囲に広がって中心の「黄斑部」に近づいている人は重症度が高いといえますが、極めて狭い範囲なのに、重要な黄斑部から先に視野がなくなっていく特殊な緑内障が見つかる人もいます。この場合、緑内障の範囲は極めて狭くても、〝重症扱い〟として眼圧を下げる治療をしなければなりません。中心部が見えなくなると字が読めなくなり、仕事を失いかねないからです。

点眼薬による治療を長期間続けているほど、眼圧が次第に下がってくる人もいます。その一方で最初は眼圧が下がったのに、その後、点眼薬による治療効果が薄れてきて、再び眼圧が上がってくる人もいます。

同じくレーザー治療でも、最初は眼圧が安定していたのに、しばらくすると再び眼圧が上がってくる人もいます。眼圧を下げる治療効果をきちんと見定めたり、眼圧が安定していても視野障害が進行していないことを確認したりするには、定期的な通院が欠かせないのです。

間違いだらけの目の常識 2

緑内障になると視野が欠ける？

「視野が欠ける」のは、すでに末期であることがほとんど

「緑内障になると視野が欠ける」というのは、検査結果上は間違いではありません。でも、**緑内障では末期に近づくまで視野が欠けることを、患者さん自身がハッキリと自覚することは、ほぼありません。**かなり進んだ人でも「薄暗いところでスマホ

が見にくい」という自覚がある程度です。もしくは、まったく無症状なことも少なくありません。

そのため「緑内障になると視野が欠ける」と信じて、「自分は視野が欠けていないから大丈夫」と思い込んでしまうと、その後に「視野が欠けている？」と気になり出したときには、失明寸前の末期ということにもなりかねません。

そもそも、人間の視野には必ず1カ所、しかも中心のすぐそばに盲点（マリオット盲点）があり、健康な目でも片目で見ると見えない部分が存在します（117ページ参照）。

しかし、片目で見えない場所があっても、反対側の視野がカバーしていたり、映像や記憶により情報が補われたりして、気づきにくいのです。生まれつき、中心のすぐそばに盲点があるのに、そのことを普通は一生気づくことがありません。

緑内障の初期に中心から離れたところが見えなくなっていても、気づけるはずがないのです。

実際に私のクリニックで緑内障と診断された患者さんでも、「視野が欠けている」という自覚症状があった人は、ほとんどいません。

緑内障が進行しているのに「視力1・2」の女性

網膜の中心部には、モノを見るために重要な視細胞が集中している「黄斑部」という部位があるといいました。その黄斑部は、直径わずか1mmですが、モノの大きさや色、形など「視力」のほとんどを担っています。

失明原因ナンバーワンの緑内障は、この黄斑部からは遠く離れた周辺視野から始まることがほとんどです。

黄斑部以外の部分は、視力としてはそもそも0・1程度しか見えていません。そのため、見えない範囲が少しずつ黄斑部をとり囲むように広がっても、気づくことはほとんどないのです。

黄斑部がダメージを受けていなければ、視力は維持されます。私のクリニックの患者さんでも、緑内障がかなり進行していたにもかかわらず「視力は1・2ありますから、見えづらくないです」と、まったく緑内障に気づいていなかった女性もいました。

こうした例は、実はたくさんあるのです。

緑内障は自覚症状がないまま悪化していき、失明に至る恐ろしい病気です。そして、原因が特定されていないため、治療で完全には治すことはできません。

私たち眼科医ができる最善の対策は、早期に発見して、できるだけ進行を遅らせる治療をすることしかないのです。

「なんだか見え方がおかしい」と感じたら、「視力は落ちてない」「健康診断で眼圧が高くなかった」などと様子見をせず、とにかく一度、眼科で検査を受けてほしいのです。

また、たとえ見えづらいといった自覚がなくても、大切な視力を守るために、年齢に関係なく年に1度は、最寄りの眼科で定期検診を受けることをおすすめします。

とにかく、**緑内障を他人事だと思ってはいけません。緑内障は20人に1人は抱える「国民病」**なのです。

ここで簡単に、いくつかある緑内障のタイプについて説明しましょう。
同じ「緑内障」という名前がつく病気でも、何十年もかけてじわじわと進行するものもあれば、半日以内に治療をしないと、失明の危機にさらされるものもあります。

1

ほかの病気などの要因がない一般的な「緑内障」

↓緑内障の患者さんの9割を占める一般的な緑内障

眼圧が上がって視神経を圧迫するタイプが全体のおよそ3％、眼圧は正常なまま、**なんらかの要因で視神経がダメージを受けるタイプが97％**。どちらのタイプも急激に病状が悪化することはないものの、痛みやかゆみなどのわかりやすい自覚症状がなく、末期まで視野の欠けも実感できないため、定期的な検診で早期に発見することがとても大切です。

2

ほかの病気によって引き起こされる「続発性緑内障」

↓「虹彩炎」「ぶどう膜炎」などの目の炎症、糖尿病や眼底出血の後遺症など、ほかの病気によって起きる緑内障

緑内障の治療と並行して、原因となる病気も治療することが重要です。

3

すぐに眼科に行くべき「急性緑内障発作」

↓目の中を循環している水分（房水）の流れ道が詰まって、急激に眼圧が上がる緑内障

もともと房水の出口が狭かったりふさがったりしやすい人が発症する傾向があります。両目に同時に起こることはほとんどなく、なんの前ぶれもなく、ある日突然発症します。この検査項目は人間ドックにありませんから、事前に発見するためには眼科を受診して検査する以外に方法がありません。

急に眼圧が上昇すると、頭痛や吐き気など脳の疾患と間違いやすい症状が現れます。そのため救急外来に行き、眼科以外の医師が緑内障発作の可能性に思いが至らないと、眼科での治療が遅れてしまいます。

「気分が悪いから、少し休んでから病院に行こう」などと考えていると、発作を起こしている間に視神経のダメージが進んでしまい、失明してしまう可能性が高い。「急性緑内障発作」とは、そんな危険な病気です。

「急性緑内障発作」になりやすいタイプの人は、眼科で検査を受けるとわかります。そのため、発作を起こす前に「房水」の流れを改善するようレーザー治療をしておけば、急性緑内障発作を起こす可能性は、ほぼなくなります。

緑内障をセルフチェックしてみよう

次ページで簡易的な緑内障のセルフチェック法をお伝えしておきましょう。

どちらかの目が見えづらくなっていても、両目でモノを見ていると視野を補ってしまうため、気づきにくくなります。

緑内障の可能性をチェックするには、必ず片目ずつ行いましょう。

[緑内障のセルフチェック]

日常生活で視野異常に気づくことはありませんが、ある程度以上進んだ緑内障は、この検査でわかります。しかし、不自由しないためには、初期の段階で見つけることが重要で、そのためには眼科で「OCT検査」と「視野検査」を受けるしかありません。

① 目から中央の黒丸まで20cm離します。

② 片目を手で隠して、開いている目で
中央の黒丸を見つめます。

③ 黒丸を見つめたままで、紙面をゆっくりと目の数cm
手前まで近づけたり離したりしてみます。
（ぼやけてもかまいません）

④ 砂目の一部に見づらいか、
見えない部分があるかをチェックします。

117ページのテストと組み合わせると効果的です。

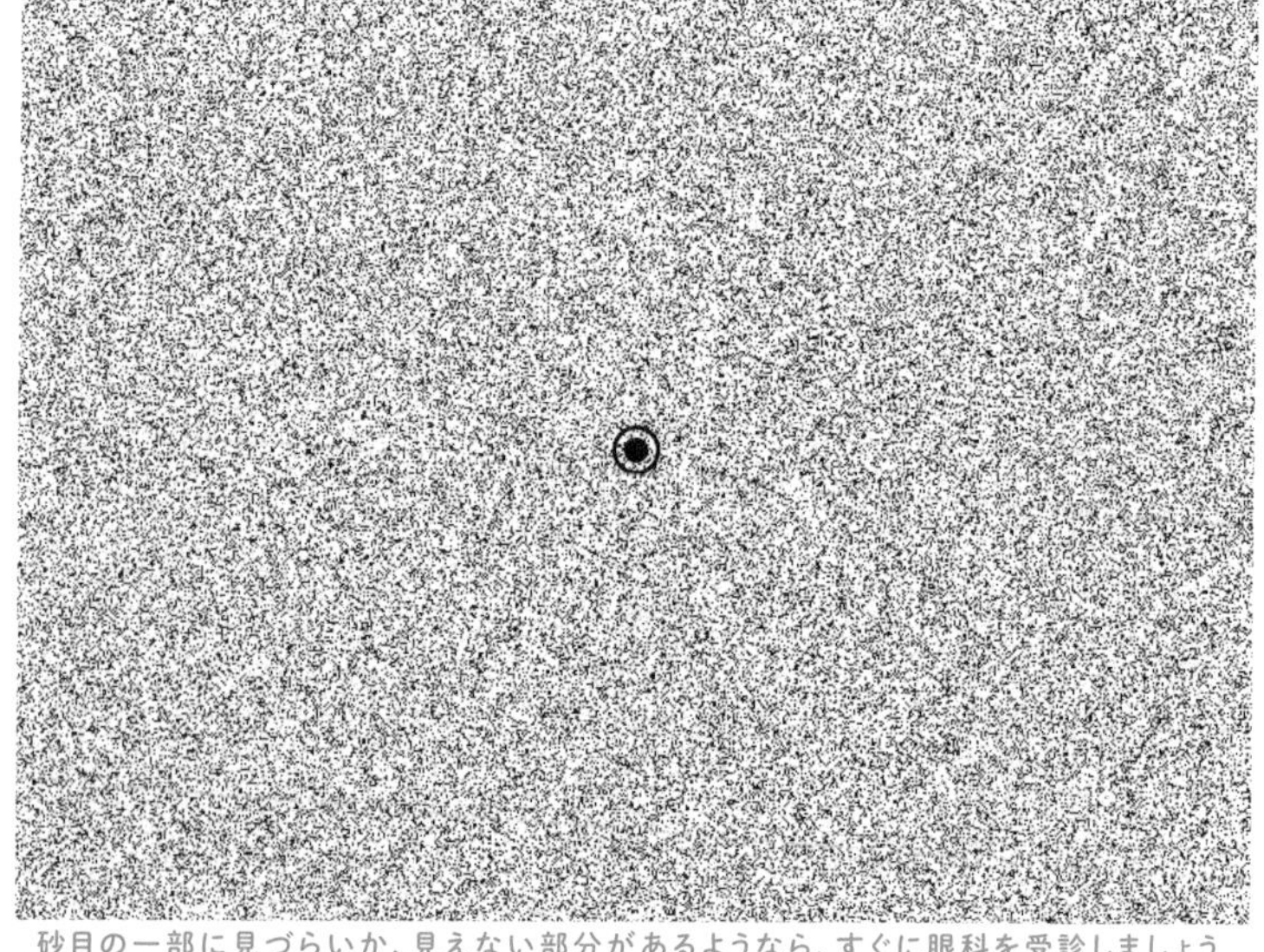

砂目の一部に見づらいか、見えない部分があるようなら、すぐに眼科を受診しましょう

間違いだらけの目の常識

3

網膜剥離はプロボクサーの病気？

「網膜剥離」はごく身近にあるありふれた病気の1つ

網膜剥離は「プロボクサーの引退原因になる病気」といったイメージを持つ人が多いです。眼球に強烈なパンチを受けたり、野球やテニスのボールが目にあたったりして起こるものと思っているかもしれません。確かにそういうケースでも起こり得ますが、**実は網膜剥離はもっと身近な病気なのです。**

網膜剥離の主な原因の1つは、眼球を満たしている卵の白身のようなゼリー状の物質「硝子体」の変化です。

先にも述べたように、年齢とともに硝子体の量が減少したり質が変化したりして揺れ動くようになると、網膜とくっついている部分が引っ張られます。すると、その部分の網膜に穴が開いたり裂け目が生じたりします。

そこから硝子体中の水分が入り込むと、網膜がはがれてしまうのです。

糖尿病を抱えている人は、網膜の上に別の膜ができることがあります。この膜が収縮して網膜が引っ張られると、これもまた網膜剝離を引き起こします。

眼球に強い衝撃を受けることがまったくなくても、こうした理由から網膜がはがれてしまうことは、少なからず起こるのです。

実際、私のクリニックで網膜のレーザー治療を受けた人のほとんどは格闘技と無縁で、過去にボクサーが1人、相撲の力士が2人いただけです。

目の中がピカッと光ったら……

網膜剝離は緑内障と同様に痛みをともなわず、自覚症状がほとんどありません。網膜の中心にある「黄斑部」に剝離が近づいてから、やっと視力が低下したり視野が欠けたりして見え方に変化が出てきます。

しかし、そこまで進行してしまうと手術するしか治療法がなく、視力がもと通りに回復しない可能性もあります。

網膜剝離が進んでしまう前に出てくる、小さな2つの兆候を見逃さないことがカギになります。

1つは、**目の前に小さなゴミや虫が浮かんでいるように見える「飛蚊症」**です。

こうした症状は網膜剝離と無縁の人でも幼い頃から経験している人が多いです。「ずっと前からあるから」「周りの人に聞いても、みんなあるっていうし」なんてことで、「誰にでもあることなんだな」とあまり気にしません。

しかし、飛蚊症の原因の1つである、目の中のゼリー状の物質（硝子体）の変化は、何度も指摘しているように、ときに癒着した網膜を引っ張って、穴を開けたり裂け目をつくったりすることがあり、これは網膜剝離につながる可能性があります。

つまり、飛蚊症のある人は、単に年をとったことによる経年性の変化である場合と、網膜になんらかの問題がある場合とがあるのです。

もう1つのサインは、**目の中で稲妻のように光がピカッと見える「光視症」**です。そもそも網膜は光を感じる器官です。眼球を満たすゼリー状の硝子体が網膜にくっついて、目を動かすときに網膜が引っ張られると、その刺激を光として受け止めることがあり、目の中で一瞬ピカッと光ります。

網膜がはがれる前の、網膜に亀裂が入る「網膜裂孔(れっこう)」という状態であれば、「網膜(レーザー光)凝固術」というレーザー光を照射する治療で、網膜剝離を食い止めることができます。

ドライアイを甘く見てはいけない！

ドライアイを「単なる目の渇き」「目薬をさせば大丈夫」と軽く考えている人がほとんどでしょう。

しかし、これまで紹介してきたように、**ドライアイで起こる不調は「目の乾き」だけでなく「目やにが出る」「涙目になる」「光をまぶしく感じる」「目の奥が痛い」「目がかすむ」「夕方になるとモノが見えにくい」など、多岐に渡ります。**

さらには慢性的な頭痛、首こり、肩こりなども、ドライアイが根本的な原因になっていることが少なくないのです。

スマホやパソコンの画面をずっと凝視し続けるなど、ドライアイを招く生活習慣は「前かがみ」になりがち。すると、成人でおよそ5kgもある頭部を支える首の後ろ側の筋肉、背中から肩、そして首に広くつながる「僧帽筋（そうぼうきん）」が緊張状態になり、肩こり・首こりにつながります。

少しでも前傾して頭を支える筋肉にストレスがかかると、首の血流は一気に数十％も低下するといわれています。血行が悪化して、酸素や栄養の供給が不足すると老廃物がたまり、さらなるこりを招くという悪循環に陥ります。

そして、首から背中にかけての筋肉のこりによって、痛みを感じる神経が刺激され「緊張型頭痛」を招くのです。

「たかがドライアイ」と軽く考えず、きちんと治療をすれば、こうした目や体にまつわる不調は一気に改善することが少なくありません。

2つのタイプ別治療が効果を発揮する

ドライアイには、以下の2つの原因があるといいました。

①涙の量が少ない（量の問題）
②涙の安定性が悪い（質の問題）

パソコンやスマホの画面を見つめる時間が長い生活で、多くの人はまばたきの回数が圧倒的に少なくなっています。これがドライアイの一因となっています。

まばたきには涙の分泌をうながしたり、目の表面に涙を均一に行き渡らせたりする働きがあります。そのため、まばたきの回数が減って蒸発量が増えることによって、涙の量がグンと減少しているのが、「**①涙の量が少ない（量の問題）**」タイプです。

また、涙は「粘液層」「水層」「油層」の3層構造で、デリケートな目の表面をベールとなっておおうようになっています。

粘液層には「ムチン」と呼ばれる粘液成分が含まれ、涙がまんべんなく目の表面をおおうのを助けています。さらに油層が水層の表面をおおうことで、蒸発を防いでいるのです。この涙の構造が乱れると、「**②涙の安定性が悪い（質の問題）**」タイプのドライアイになります。

ただし、「涙の量は十分でも安定性が足りない」もしくは「涙の安定性はあっても量が少ない」という人もいれば、どちらも足りないという人もいます。

眼科では、どういう状況であるかを見極めて、保湿成分の入った目薬、粘液分泌を促進する目薬、涙の構造を整えるためにムチンが配合された目薬などを処方し、ときには涙をおおう脂を分泌する穴の詰まりを解消したりして、適切な治療を施すことでドライアイを解消します。

そのため、自分ががどちらのタイプかわからずに、やみくもに市販の目薬をさすよりも、はるかに効果的にドライアイを改善することができます。

70歳以上は9割！　白内障

間違いだらけの目の常識 5

白内障はすぐ手術しないと手遅れになる？

白内障は「白髪になる」のとほぼ同じ老化現象

目のレンズである「水晶体」が濁って、見えづらくなる「白内障」。糖尿病やアトピー性皮膚炎などが要因で起こることもありますが、多くは「加齢」が原因です。

近年では、早いと30代から白内障を起こす人もいます。統計によってばらつきはあるものの、「公益財団法人　日本医療機能評価機構」による発症率は、50代で約40％、60代で約70％、70歳以上になるとおよそ90％と、年齢を重ねるほど多く見られるのが白内障です。

そのため、**白内障は高齢になるとほとんどの人に出てくる「白髪と同じ」ようなものと指摘する専門家も少なくありません。**

白内障は、水晶体に含まれている「タンパク質」が変性して濁りが生じます。**生卵の白身は透明ですが、熱を加えると白く固まります。わかりやすくいうと、これと同じようにタンパク質の構造が変わり、透き通っていた水晶体が白く濁るのが白内障です。**

基本的に白髪が黒くなることはないように、白濁した水晶体も透明には戻りません。白内障の内服薬や点眼薬は、あくまで進行を遅らせるためのものです。

白濁が進んで見え方に支障が出るようになったら、手術で水晶体をとり除き、その代わりに人工の眼内レンズを入れるのが一般的です。動画投稿サイト「ユーチューブ」で「白内障手術」とキーワード検索すると、実際の手術の動画が見られます。興味がある人は、ご覧になってみてください。

手術のタイミングはライフスタイル次第

「白内障はいつ手術したらいいですか？」とよく患者さんに聞かれますが、手術が必要であるか必要でないかは、ご本人のライフスタイル次第です。

白内障は合併症を併発しない限り、失明に至る病気ではありません。そのため「すぐに手術をしないと手遅れになる」ということはないのです。

いつ手術をしても、人工の眼内レンズを入れれば、よく見えるようになります。手術自体は局所麻酔で短時間に終わりますから、日帰りも可能です。

そのため、**白内障手術のタイミングは日常生活の見え方によって、患者さん自身**

が決めればいいと私は考えています。

まだ40代の働き盛りであれば、視界が白濁していて見づらいと不自由でしょうから、早めに手術をしたほうがいいかもしれません。一方、「孫の顔が見られればいい」と考える年齢で、日常生活に困らなければ、手術を急ぐ必要はありません。

間違いだらけの目の常識 6

欧米で失明原因1位！加齢黄斑変性

「視界がゆがむ」は失明に向かう？

治療が効果を発揮するタイプも

欧米で「失明原因1位」の病気は、「加齢黄斑変性(かれいおうはんへんせい)」です。近年は日本でも、中途失明原因の4位になるほど増加しています。

そのため、「加齢黄斑変性」と聞くと「失明してしまうのでは?」と思う人も多いです。しかし、**加齢黄斑変性には、治療が効果を発揮するタイプがあります。**

目のレンズ「水晶体」でピントを合わせた光を受け止める網膜の中央には、これまでに何度も触れた「黄斑部」があります。黄斑部には視細胞が集中しており、モノを見るための中心的な役割を果たしています。

この黄斑部が変形したり出血したりして、モノがゆがんで見えたり視界の真ん中が暗く見えたりするのが「黄斑変性」です。

加齢黄斑変性は、年齢を重ねて網膜の老廃物を処理する働きが衰えて、老廃物が黄斑部に沈着することが原因だと考えられています。そして、欧米人に多い「萎縮（いしゅく）型」と、日本人に多い「滲出（しんしゅつ）型」の2つに分類されます。

萎縮型は、黄斑部の細胞がゆっくり長い時間をかけてダメージを受けていきます。一方の滲出型は、異常な新生血管が突然、発生したり活発化したりして急激に進行します。

日本人に多い滲出型の加齢黄斑変性には、いくつかの治療法があります。新生血

管をレーザーで焼いて熱凝固させたり、血管の成長を衰えさせる薬を注射したりすることで効果を発揮します。

つまり滲出型の場合、できるだけ早い段階で発見して治療することで、病気の進行を遅らせたり、ときにはストップさせたりすることが可能なのです。

萎縮型にはサプリメントが有効

滲出型は先にあげた治療が可能ですが、欧米人に多い萎縮型には現在のところ有効な治療法がありません。そのため、進行予防のために生活習慣を改善したり、サプリメントを服用したりすることが中心となります。

黄斑部の老化には、「活性酸素」による体内の酸化ダメージが大きくかかわっているとされます。活性酸素とは、体内にとり込んだ酸素の一部が、ほかの物質と結びつき、高い酸化力を持つ化合物質に変化したものです。

活性酸素は、タバコ、ストレス、激しい運動、多量の飲酒、食品添加物、紫外線などでも増加するといわれます。
したがって加齢黄斑変性は、加齢以外にも、こうした食生活や生活習慣も誘因であると考えられるのです。

予防のためには、まず喫煙習慣のある人はタバコをやめること。次に、活性酸素の悪影響を軽減する「抗酸化ビタミン」（βカロチン、ビタミンC、ビタミンEなど）を含む野菜を積極的に摂取することです。

黄斑部を保護する働きがあるルテインを多く含有する「ほうれん草」や「ブロッコリー」を意識して食べることがおすすめです。

米国では、ルテインなどのサプリメントを使った大規模臨床試験が進行中です。忙しくて食生活が乱れがちな人は、サプリメントを服用するのもいいでしょう。

ただし、ルテインなどのサプリメントを摂取しても、ドライアイや白内障、緑内障など、ほかの目の病気に対する効果はあまり期待できません。

「目にいい」といわれるものでも、むやみに摂取するのではなく、どの病気にどう効果的なのか、しっかりと確認してから活用するようにしましょう。

加齢黄斑変性をセルフチェック

加齢黄斑変性の初期症状には「モノがゆがんで見える」「中心部が見づらい」「視界の真ん中がモヤモヤかすむ」などがあります。しかし、片目のみに症状が起こることが多いため、両目でモノを見ている日常生活では発見が遅れることも少なくありません。次ページの簡単な方法で、片目ずつセルフチェックしてみてください。

30cm離れたところから、片目ずつ左図のマス目の中央（黒い点）を見てください。メガネやコンタクトレンズはしたままでOKです。

次ページの左図のように「線がゆがむ」「中心がぼやける」「一部が欠けて見える」といった症状があれば、加齢黄斑変性の可能性があります。

加齢黄斑変性をセルフチェック

[加齢黄斑変性の見え方の一例]

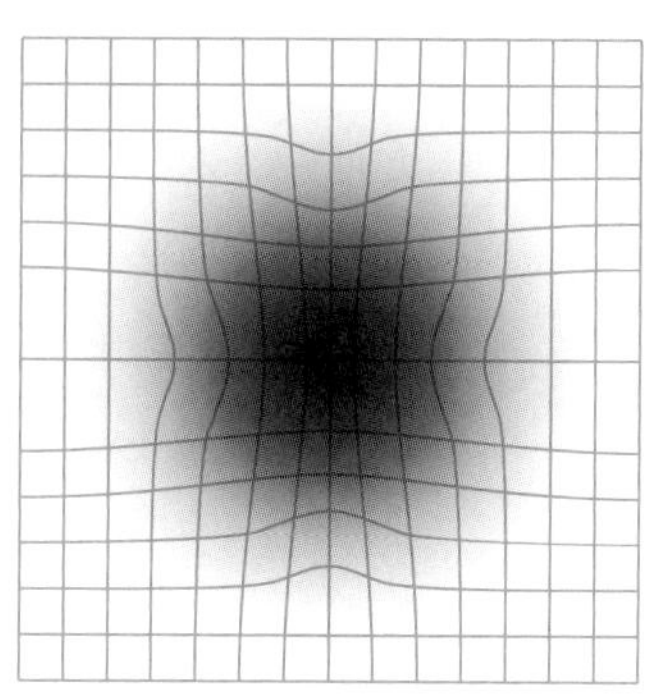

[正常な見え方]

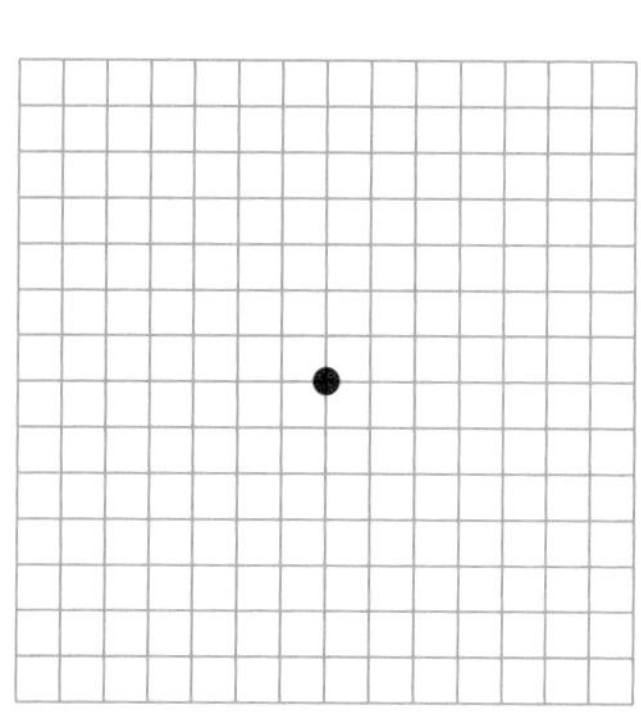

① 右の図を見ます。

② 片目をつぶるか、手でおおい、反対の目だけで図の中心にある黒い点を見ます。
（メガネ・コンタクトをしたままでOK）

結果　左の図のように方眼がゆがんで見えたり、中心の黒い点が見えなかったりする場合、加齢黄斑変性が疑われます。

PART 4

自宅でできるDr.かじわら式セルフケア

とにかく血流を促進しよう

「目が疲れて、首や肩がこり、頭痛がする」

「1日の終わりには、モノがぼやけて見える」

そんな日々をくり返していたら、疲れが重なった目の状態は悪化するばかりです。

疲労がたまった目の状態があたり前になってしまうと、さまざまな病気の兆候にも気づきにくくなってしまいます。

そこで「PART4」では、目の負担を減らし、病気にかかりにくくして、少しでも長く目の健康をキープするためのセルフケアの方法を紹介していきます。


基本となるのは「血流促進」です。全身の血流をうながしたり、血液をサラサラにして血のかたまり（血栓）をできにくくしたりすることは、目の健康維持にも効果的です。

全身にくまなく張り巡らされる血管は、毛細血管まで含めると、およそ10万km。その長さは、なんと〝地球2周半分〟にも及びます。これだけ長いと、どこかで血流が滞りやすいのも納得させられます。

特に目は細い血管が集中しており、血流が悪化すると、十分な酸素や栄養が届きづらくなります。血流が悪化して細い血管が詰まりやすくなると、目の奥で破れて出血したり、最悪の場合には血液を補おうと新生血管が生えてきたりする悪循環で、深刻なトラブルが発生する可能性が高まってしまいます。

だからこそ目の健康を守るために、動脈硬化や糖尿病を防ぐ「血管の健康」、中性脂肪やコレステロール、血糖値を下げる「血液の健康」、そして「血流をうながす」ことが効果的なのです。酷使して疲れた目の周りはもちろん、頭部と体をつなぐ首や肩、そして全身の血液の流れをよくして、大切な目に酸素と栄養を送り込んであげましょう。

緑内障や網膜剝離など、一部の重篤な目の病気は正しい方法を用いなければ予防も治療もできませんが、日常生活で味わう目の不快感、テレワークでのパソコン作業やスマホの使用などによる目の疲れは、さまざまな方法で予防・改善できます。

食生活や運動習慣の見直しとともに、積極的にとり入れてください。

目を温めて血流をうながそう

私は1日の終わりに、よくホットタオルで目の周りを温めています。**濡らしたタオルをギュッと絞り、電子レンジで1分ほど温めて、まぶたの上にのせて温めるだけ。**

電子レンジからとり出すときに、熱くなりすぎていないか気をつけてください。市販のホットアイマスクなどを使うのもいいでしょう。

まぶたの上にホットタオルをのせたまま目を閉じて3分ほどリラックスします。

血流がうながされると、長時間近くのモノを見続けて、ピントを合わせるために緊張し、疲れた目の周りの筋肉がじんわりとほぐれるのを感じます。

こうして目を温めるのは、ドライアイの改善にも効果があります。

目を温めることで、涙をコーティングしてくれる「油層」のもとになる脂質を分泌する「マイボーム腺」という、まぶたの中に貯蔵されている脂肪分をやわらかくして、分

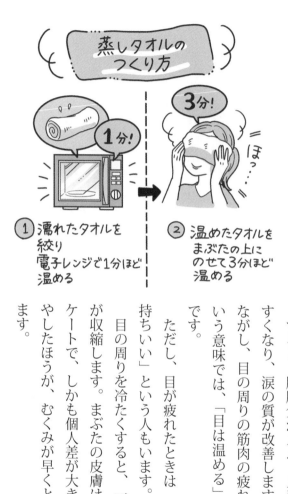

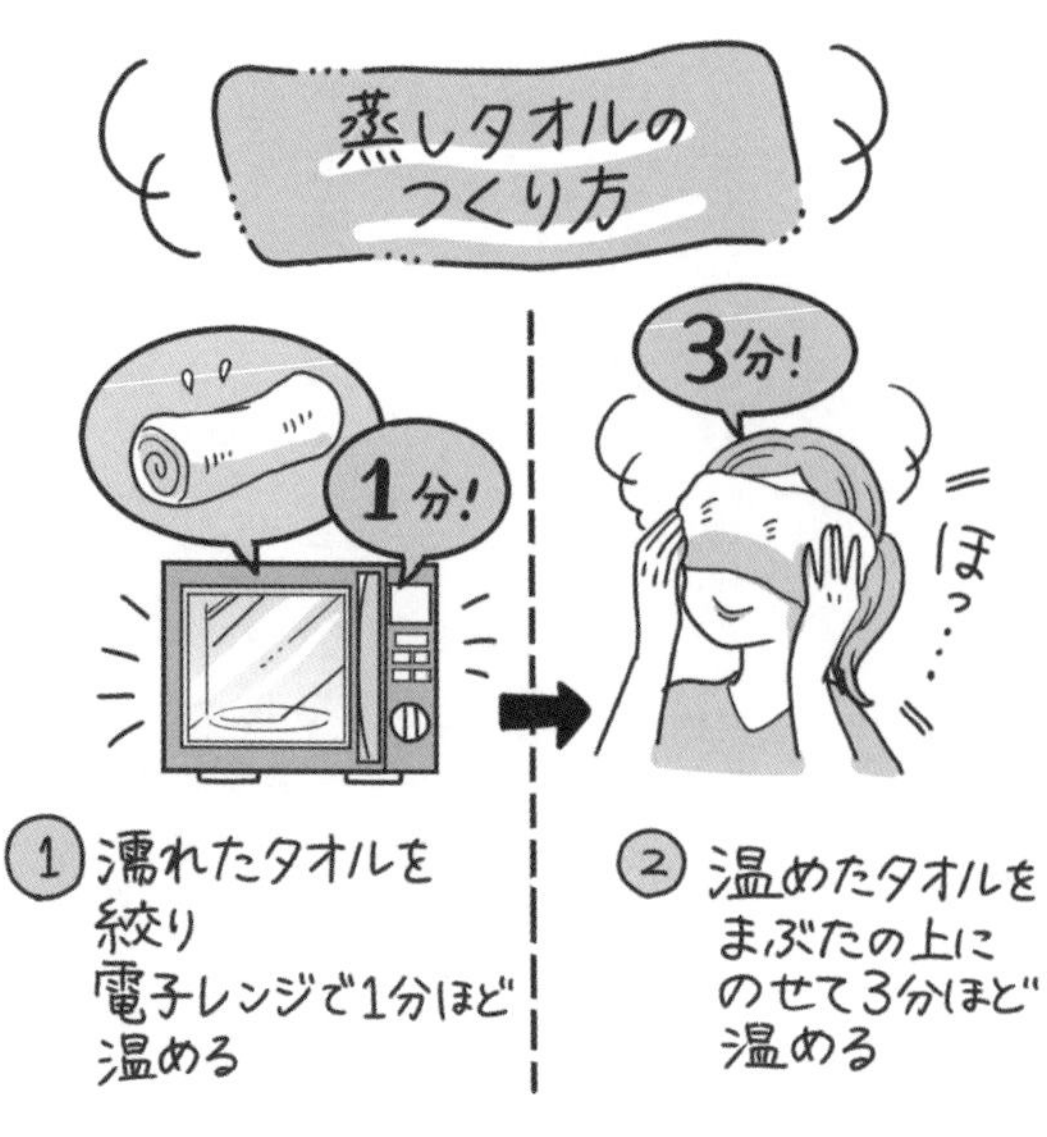

泌を促進するからです。

すると、脂肪分がスムーズに分泌されやすくなり、涙の質が改善します。血流をうながし、目の周りの筋肉の疲れをほぐすという意味では、「目は温める」が正解なのです。

蒸しタオルのつくり方
1分!
3分!
ほっ…
①濡れたタオルを絞り電子レンジで1分ほど温める
②温めたタオルをまぶたの上にのせて3分ほど温める

ただし、目が疲れたときは「冷やすと気持ちいい」という人もいます。

目の周りを冷たくすると、一時的に血管が収縮します。まぶたの皮膚はとてもデリケートで、しかも個人差が大きいので、冷やしたほうが、むくみが早くとれる人もいます。

首こりを解消して目の周りに血液を送り込む

「目が疲れた……」と感じるときは、同時に首や肩がこっていることが多いです。

前述したように、首は5kgほどある頭部を常に支えています。正しい姿勢でも、かなりの重量を受け止めているのに、スマホやパソコンを見るときに前かがみになると、首の後ろの筋肉にかかる負担が増加します。すると、筋肉がこわばって血管を圧迫し、血流が悪化してしまうのです。

肩、首と目の周りは全身を巡る血管によってつながっており、肩から首の血流を改善することは、目の周りの「眼輪筋（がんりんきん）」への血流にも好影響を与えます。

肩こりは自覚していても、首がこっているかどうかわからない人は、次ページのセルフチェックしてみましょう。

ゆっくりと首を1周させたときに、動かしづらいところがあったり痛みがあったりしたら、首こりの可能性が高いといえます。

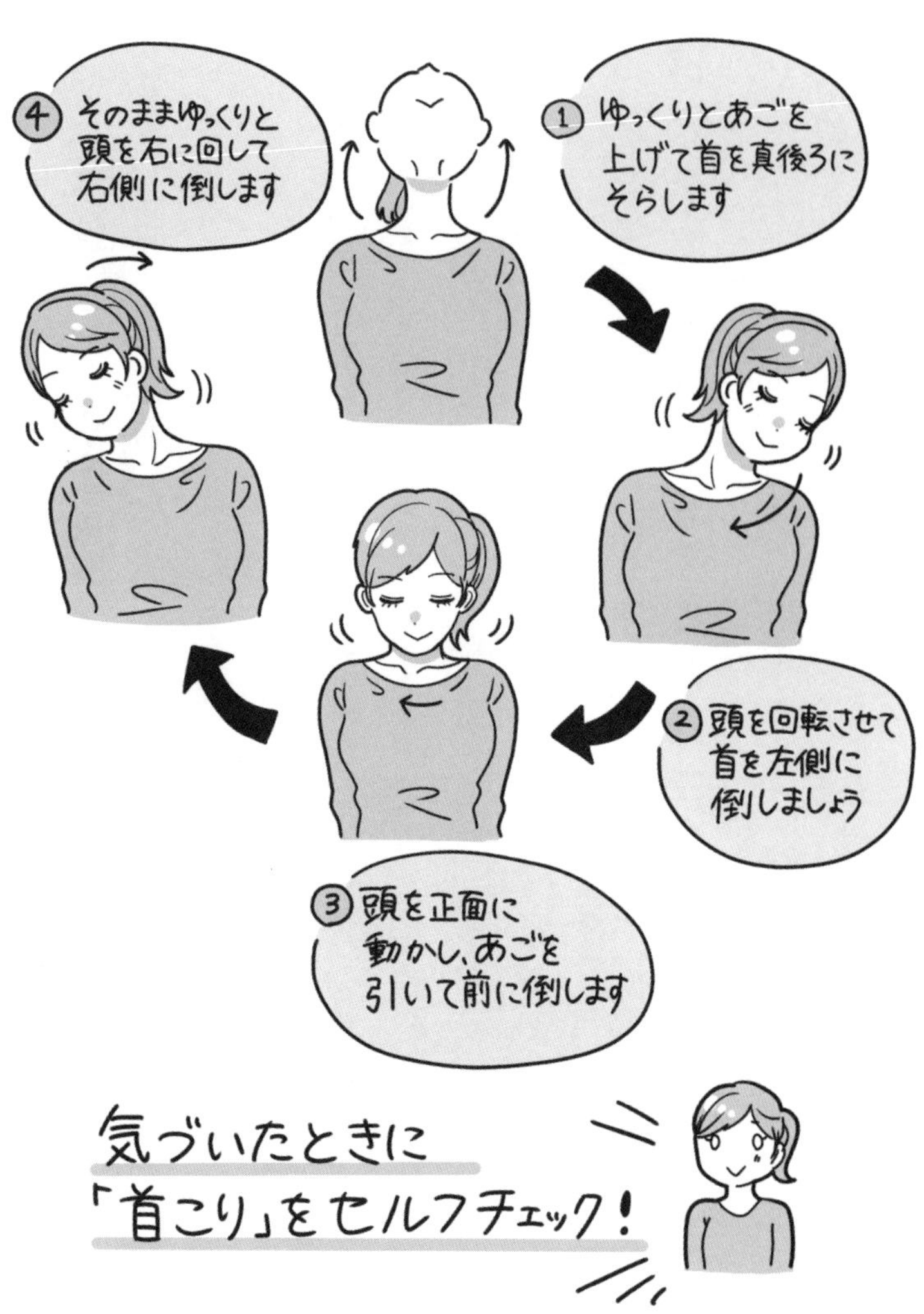

①ゆっくりとあごを
上げて首を真後ろに
そらします
②頭を回転させて
首を左側に
倒しましょう
③頭を正面に
動かし、あごを
引いて前に倒します
④そのままゆっくりと
頭を右に回して
右側に倒します

気づいたときに「首こり」をセルフチェック！

首こりをやわらげて頭部への血流をうながすためには、30分とか1時間ごとに、ゆっくりと10秒ほどかけて首を1周回して動かすことです。

ゆっくりと右回し3回、左回しを3回。同じ姿勢でこわばりがちだった首の筋肉をほぐしましょう。常に前かがみにならないように意識することも大切です。

1日の終わりに目を温めるホットタオルをつくったら、ついでに首も温めてあげましょう。首の周りにカイロをあてて温めるのも効果的です（低温やけどに要注意）。

また、枕の高さが高すぎたり低すぎたりすると、寝ている間に首の筋肉が圧迫されがちです。朝、目覚めたときに首が回しづらいと感じたら、自分の体型や寝方に合う枕を選んでください。

毎日の習慣をちょっと変えるだけで血流を改善できる

こまめに動いて全身の血流をうながす

心臓から押し出された血液は動脈を通じて毛細血管まで行きわたり、全身に酸素と栄養を届けます。そして、静脈を通じて全身から老廃物や二酸化炭素を回収しています。**目の健康を維持するには、血管と血液、血流を守るために食生活を見直しつつ、目や首だけでなく全身の血液循環をよくしてあげることが大切です。**

だからといって、激しい運動をする必要はありません。血流をうながすためには、こまめに体を動かすなど、小さな積み重ねのほうがよほど効果を発揮します。日頃の習慣をちょっと変えるだけで、血液の流れはグンとうながされるのです。

新型コロナウイルスの蔓延によって在宅勤務が増え、往復の通勤やちょっとした移動などで体を動かす機会が少なくなっています。イスやソファに座りっぱなしになりがちなので、30分に1回程度は立ち上がり、部屋の中を軽く歩くだけでも血液循環はうながされます。

歩くときには〝第2の心臓〟とも呼ばれる「ふくらはぎ」を意識的に動かすようにつま先を蹴って歩くことによって、下半身の血液循環が促進されるのです。

外出するときも駅やショッピングモールなどでは、エスカレーターではなく、あえて階段を選んで上り下り。仕事の合間には「PART5」で紹介する、簡単にできるエクササイズもとり入れてみてください。

シャワーだけでなくお風呂に浸かる

湯船に浸かる習慣がない人は、シャワーだけですませず、5分間でもいいので湯船に浸かるようにしたほうがいいです。単に気持ちがいいだけでなく、全身の血管が拡張して血圧が下がり、動脈の太い血管から末梢の毛細血管まで血流が改善されます。

湯船に浸かるときのポイントは、「お湯の温度」です。42℃以上の熱いお風呂は、「交感神経」を刺激して心臓に負担をかけてしまいます。

37〜39℃のぬるめのお湯にゆったりと浸かって「副交感神経」を優位にしましょう。

また、どうしても時間がないときは、シャワーのお湯をできるだけ長く、まぶたを閉じて目にあてたり、首にあてたりしてください。

タバコをやめれば目の寿命がのびる

目の健康を守ろうと考えたとき、やめるべき生活習慣のトップが「喫煙」です。タバコに含まれる「ニコチン」は、血管を収縮させて血液の流れを阻害します。そのため、**喫煙習慣は毛細血管が集まる目に、大切な血液を届きにくくします。**

失明につながる眼底出血などの目の疾患は、背後に「高血圧」「糖尿病」「動脈硬化」が隠れていることがあります。

血流が衰えて末梢にある細胞に酸素や栄養が届きづらくなると、体は危機を感じて血圧を上げます。つまり、喫煙習慣は高血圧のリスクを高めるのです。

さらに、ニコチンは血管を収縮させるため、血液が詰まりやすくなります。こうして、喫煙習慣は直接的・間接的に目の健康にダメージを与えてしまいます。

実際、喫煙者は「白内障」や「加齢黄斑変性」になる確率が、タバコを吸わない人の3倍近くになるとの報告もあります。

タバコのパッケージには「喫煙は、肺がんや心筋梗塞などの病気の危険性を高めます」

といった注意書きがあります。目の健康については何も記載がないからといって、リスクがないわけではないのです。

とはいえ、「タバコはやめましょう」と愛煙家の患者さんに提案しても、「タバコをやめたほうがいいのはわかっています。でも、やめたくてもやめられないんですよ」という人がほとんどです。

なかなか禁煙できないのは、意志が弱いからと自分を責める必要はありません。ニコチンには依存性があり、自分の意志だけでのり越えるのは難しいのです。

目の健康を守るためには、病院の「禁煙外来」で医師のサポートを受けて、イライラや頭痛などの離脱症状を軽減しながら、ムリなくやめていきましょう。

肥満が生活習慣病を招いて目を蝕んでしまう

生活習慣病の中でも「高血圧」「糖尿病」「動脈硬化」は、視力を失うことにつながる重篤な症状をもたらすため、特に注意が必要です。これらを予防・改善しながら、目の健康を守るための食事のポイントを紹介しましょう。

肥満は「高血圧」「糖尿病」「動脈硬化」のリスクを確実に高めます。

太った人が高血圧になりやすい理由の1つは、圧力（血圧）を高めないと、大きくなりすぎた体の隅々まで血液を送り出せないからです。それだけ心臓の負担も高まります。

次に「内臓脂肪」が多いと、血糖値を下げる「インスリン」というホルモンの働きが発揮しづらくなり、糖尿病になりやすくなります。

また、太っている人はコレステロールや脂肪が血管内に蓄積しやすく、動脈硬化になりやすいです。さらに高血圧が血管の「内皮」を傷つけるため、そこに脂肪がたまりやすくなって、動脈硬化をどんどん悪化させるという悪循環を招きます。

こうして肥満は「高血圧」「糖尿病」「動脈硬化」を進め、目の健康もじわじわと蝕んでいくのです。

目の健康を維持するための食事術

目の病気のリスクを高める肥満は〝ヤセ菌〟で予防

肥満を防止しやすい食事の簡単なポイントの1つは、「食物繊維」を多く摂取すること。食物繊維は、「キノコ」「野菜」「豆」「ナッツ」などに多く含まれています。

食事をするときは、こうした食物繊維が豊富な食材をまず口にしましょう。いきなりご飯などの糖質を口にするよりも、血糖値の上昇をゆるやかに抑えてくれます。

血糖値を下げるための「インスリン」というホルモンには、血中の糖質を脂肪に変えてため込む働きがあります。そのため、食事のときに血糖値が急上昇すると、インスリンが過剰に分泌されて肥満につながりやすくなるのです。

食物繊維を手軽にたくさん摂取するためには、主食を白米ではなく、胚芽米や玄

米、また全粒粉を使ったパンやパスタに替えるのもいいでしょう。

食物繊維をたくさん含む主食は、しっかりとした歯ごたえがあります。そのため、よく噛むことにつながり、満腹感を得やすく食べすぎを防ぎます。

さらにもう1つ、食物繊維は肥満を解消に導く効果も期待できます。

近年の研究では、ある特定の「腸内細菌」は、やせている人に多く、太っている人には少ないことがわかっています。

つまり、**太りにくい人は、腸内に〝ヤセ菌〟が多く存在するともいえるのです。**

この〝ヤセ菌〟は、腸内で「短鎖脂肪酸（たんさしぼうさん）」という物質をつくって胃腸の働きをゆるやかにします。そうして食べものがゆっくりと消化器を通過すると、たくさん食べなくても満腹感を得やすくなるため、食事の量が減って肥満の抑制につながるのです。

ただ〝ヤセ菌〟が少ない人でも、食物繊維をたくさん摂取すると、別の腸内細菌が短鎖脂肪酸を多くつくってくれるようになります。

現代人はすべての年代で、食物繊維の摂取目標量（男性21g・女性18g）を下回っています。

食物繊維を意識的に摂取することで、肥満を抑制し、目の健康を守っていきましょう。

ノドが渇いたらジュースよりミネラルウォーター

多くの人はノドが渇くと「水」ではなく、糖質を多く含むジュースや甘いコーヒーを手にしがちです。でも、果汁入りジュース、加糖された缶コーヒーや炭酸飲料などには、驚くほど大量の糖質が含まれています。

５００mlのペットボトル１本の果汁飲料には角砂糖およそ13個分、炭酸飲料にはおよそ14個分、加糖された缶コーヒー１本にもおよそ角砂糖６個分が含まれています。

こうした糖質を多量に含んだ液体は、体内に吸収されやすいため、血糖値が急激に上がります。そして、急上昇した血糖値を下げるために大量のインスリンが分泌され、体脂肪を蓄積しやすくなります。

そのようにして血糖値が乱高下することを「血糖値（グルコース）スパイク」と呼びます。これがくり返されると、血管の「内皮」が傷つき、それが修復されるたびに壁が厚くなって、動脈硬化の原因となるのです。

血管の壁が厚くなれば、血液をスムーズに流そうとして血圧が上がります。

また、無意識に日頃から大量の糖質を摂取していたら、いずれ〝糖尿病予備軍〟となることもあります。

目の健康を守るためには、ノドが渇いたら、砂糖や添加物などを含まないミネラルウォーターなどを飲むのがおすすめです。

「サバ缶」で目と全身の健康を維持する

人間の体に必要な3大栄養素の1つである「脂質」は、摂りすぎると血液をドロドロにして、血流を悪くするイメージがあります。また、体重を減らそうとする場合、敬遠しがちでもあります。

ひと言で脂質（油脂）といっても、いくつかの種類に分かれます。

脂肪を構成する最小単位の「脂肪酸」は、「飽和脂肪酸」と「不飽和脂肪酸」の2つに大きく分かれます。

このうち、飽和脂肪酸は一般的に「固形」で、肉や乳製品などの動物性脂肪に多く含まれています。そして、このタイプの「脂」を摂取しすぎると血液中の脂質が増加します。

一方、不飽和脂肪酸は、常温では液状の「油」で、植物や魚、特に「サバ」「サンマ」「アジ」「カツオ」「マグロ」などの魚に多く含まれ、血液中のコレステロール値を下げて血液の流れをよくします。

不飽和脂肪酸もいくつかの種類に分かれますが、人間の体内ではつくることができない「必須脂肪酸」と呼ばれるＥＰＡ（エイコサペンタエン酸）とＤＨＡ（ドコサヘキサエン酸）が、ともに血液をサラサラにして血管の老化防止に効果を発揮し目を守ります。

ＥＰＡやＤＨＡを摂取すると、涙の粘液成分である「ムチン」の分泌が活性化し、ドライアイを予防する効果があるとされています。

網膜の脂肪組織の多くはＤＨＡで構成されているため、不足しないように摂取することで、目と全身の健康に高い効果を発揮します。

ＥＰＡやＤＨＡをとり入れるために「サバ」「サンマ」「アジ」「カツオ」「マグロ」などを意識して食べるようにしましょう。

トンカツやステーキ、牛丼など、飽和脂肪酸を含むメニューをよく食べる人は、２回に1回は魚に置き換えるように意識づけするといいでしょう。

同じ魚でも、アジフライなどの揚げ物よりも、お刺身や煮魚のほうがＥＰＡやＤＨＡが多く残るのでおすすめします。

近年、体脂肪率が下がるなどとして注目を集めている「サバ缶」は、生のサバを缶に詰めた後、加熱調理をしていますから、栄養がギュッと詰まっています。

Dr.かじわら式「レンチン・ブロッコリー」

網膜の中央にあり、モノを見るために必要な視神経が集まっている視力の要「黄斑部」。この黄斑部を強力にサポートするのが「ルテイン」「ゼアキサンチン」という栄養素です。

これらは黄斑部に蓄積されて、活性酸素の害を抑えるだけでなく、紫外線を吸収する働きをします。

ルテインが多く含まれるのは、「ほうれん草」「パセリ」「ブロッコリー」「芽キャベツ」「ロメインレタス」「かぼちゃ」「にんじん」など。

ゼアキサンチンは、「ほうれん草」「トウモロコシ」「ブロッコリー」「柿」「みかん」

などに多く含まれています。

ルテインとゼアキサンチンが両方、多く含まれているおすすめ食材が「ブロッコリー」です。

私は昼食にブロッコリーをよく食べています。

そこでレンジを使って、とても簡単にできるDr.かじわら式「レンチン・ブロッコリー」を紹介しましょう。

ブロッコリーは、茹（ゆ）でると「水溶性ビタミン」などが水の中に溶け出してしまいますが、レンチンで蒸したブロッコリーなら栄養を余すところなく体内にとり込めます。

これらに加えて、ミックスナッツとバナナなどの食物繊維やビタミンが豊富な食材を食べています。タンパク質は、ゆで卵など高タンパク低カロリーのものから摂取しています。

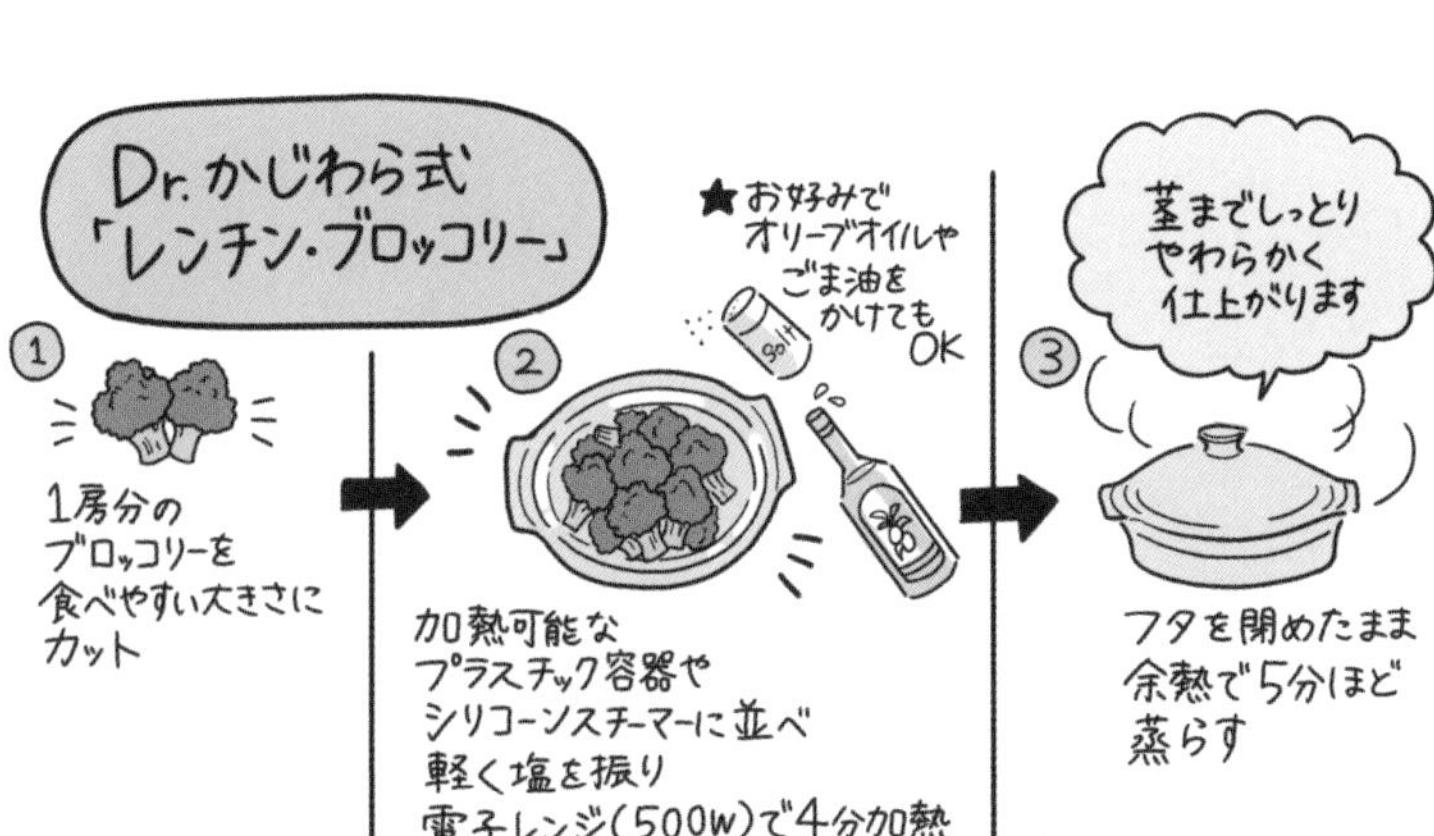

Dr.かじわら式
「レンチン・ブロッコリー」
①
1房分の
ブロッコリーを
食べやすい大きさに
カット
②
加熱可能な
プラスチック容器や
シリコーンスチーマーに並べ
軽く塩を振り
電子レンジ（500W）で4分加熱
★お好みで
オリーブオイルや
ごま油を
かけても
OK
③
茎までしっとり
やわらかく
仕上がります
フタを閉めたまま
余熱で5分ほど
蒸らす

スマホ・パソコンの合間にできること

「ブルーライト」は気にしなくていい

スマホやゲーム機、パソコンの画面から発せられるブルーライトが「目に悪い」と、よくいわれます。

そのため、ブルーライトをカットするシールやメガネが数多く販売され、私もよく患者さんから「ブルーライトを除去するというグッズは使ったほうがいいのでしょうか？」と尋ねられます。

結論からいうと「ブルーライトは気にしなくていい」です。

私たちが目で見ることができるのは、400～780nm（ナノメートル）という単位の可視光線（波長の光）に限られています。

400nm以下の光（紫外線）、780nm以上の光（赤外線）は、目に見えない光「非可視光線」

です。

ブルーライトは、380～500nmの波長を持ち、非可視光線の紫外線にも含まれています。いずれにしてもブルーライトは、「最新の電子機器から発せられる特別の光」ではなく、日常的に身の回りにあふれている光なのです。

ブルーライトと波長が近い紫外線は、浴びると日焼けをしたり、シミやシワの原因となったりします。

紫外線のように波長が短い光は、エネルギーが強く人体に影響を及ぼします。そのため、ブルーライトも目になんらかの悪影響があると考えられているのでしょう。

しかし、紫外線は人類が誕生する以前から地球に降り注いでいます。紫外線が強力な赤道付

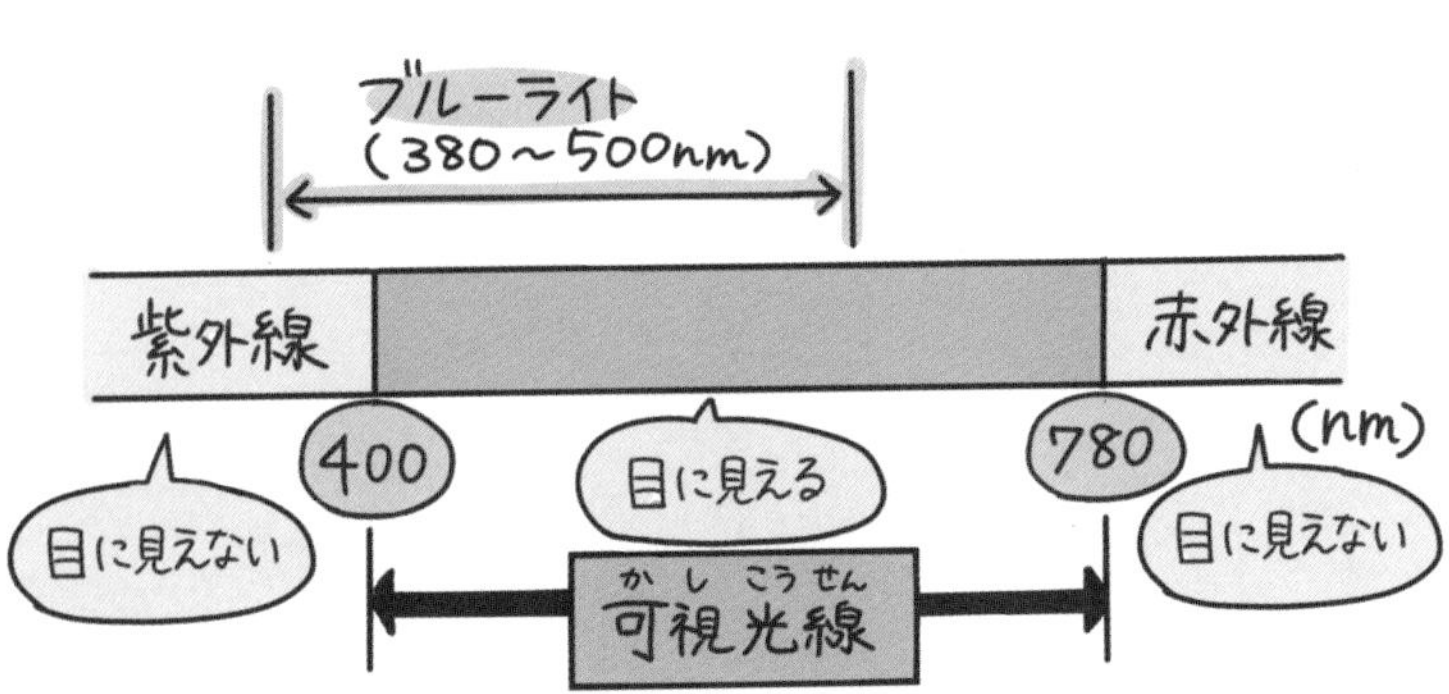

近に住む人たちは、みんな目の病気に悩んでいるかといえば、そんなこともありません。

私たちの目や体は、紫外線と共存し悪影響を最小限に抑えるための仕組みをいろいろと備えています。ですから、**紫外線より少しだけ波長が長いブルーライトは、さほど気にすることはないのです。**

あたり前の話ですが、基本的にどんな光も大量に目に入れば悪影響を及ぼします。波長の短い紫外線に近いものほど、理論的にはよくないというだけです。

パソコンやスマホの画面から発せられる微弱な光は、昼間の太陽光に比べたら、とるに足りない強さですから、過剰に反応する必要はないのです。

ただ、波長が短い光には覚醒作用があります。そのためブルーライトを夜まで浴び続けていると、体内のリズムを乱して睡眠に影響します。そして、寝つきが悪い、眠りが浅いなど、睡眠の質を低下させて疲れが回復しづらくなってしまうのです。

私たちの体は、寝ている間に細胞が修復・再生されたり、脳が記憶や感情を整理したりして、毎日メンテナンスをしています。ところが、ブルーライトの影響によって睡眠不足になったりすると、このメンテナンスが乱れて全身に悪影響を及ぼします。

目だけでなく全身の健康のためにも、できれば眠りにつく2時間前までには、スマホを使うのを切り上げたほうがいいでしょう。

15分に1回、10秒ほど目を閉じてみる

何かに集中して取り組んでいると、まばたきが減ってしまいます。

通常は1分間に20～30回まばたきをしますが、パソコンやスマホの画面などを見つめていると、その回数は3分の1～4分の1程度にまで激減するのです。

これほど極端にまばたきの回数が減ってしまうと、涙が蒸散することにより、涙液が不足してドライアイを招いてしまいます。

ドライアイになると、目がショボショボするだけでなく、光がまぶしい、目の奥が痛い、さらには首や肩のこりや頭痛まで引き起こしてしまいます。

そうならないために誰でもすぐにできることは、意識して目を閉じること。

何かに集中して取り組んでいるときでも、15分に1回程度を目安に心を落ち着けて、ゆっくりと息を吐きながら10秒ほど目を閉じてみることをおすすめします。

ゆっくりと息を吐くことを意識すれば「副交感神経」が優位になって心が落ち着き、リラックスすることによって自律神経の乱れもリセットできます。

パソコン作業やスマホの合間に、15分に1回程度は息抜きして、10秒ほどゆっくりと息を吐きながら目を閉じてみましょう。

そもそも人が集中力を持続できるのは、15分程度といわれます。ならば少なくとも15分に1回はひと休みして目を閉じ、いったんリセットすることで作業効率もアップするはずです。

5m先を見て「スマホ老眼」を予防

15分に1回を目安にひと休みして、ゆっくりと息を吐きながら10秒くらい目を閉じた後、あわせてやってほしいことがあります。それは、**できるだけ遠くを眺めることです。**

窓が近くにあり、屋外を眺められるのであれば、離れたところにある緑や建物、青空や雲を眺めるといいでしょう。また、室内やオフィスでも、一番遠くの壁などを眺めてみる。それだけで、近くばかり見ていた目を緊張から解放させることができます。

私たちがモノを見るときは、目のレンズ（水晶体）を支える筋肉（毛様体筋）が、緊張したりゆるんだりすることで、レンズの厚みを変えて焦点を合わせています。

そもそも人間の目にとっては、はるか昔の原始時代ように、遠くの獲物を探している状態が自然で負担がかかりません。

しかし、スマホやパソコンなど、距離が近いモノばかりを見つめる時間が多い現代人は、毛様体筋が緊張しっぱなし。特に視力がいい人、遠くのものがよく見える人ほど、目の毛様体筋には大きな負担がかかっているので、疲れやすいです。

そこで、こわばった毛様体筋をゆるめるためにも、15分に1回くらいは、せめて5mくらい先を眺めてほしいのです。

近年話題になっている「スマホ老眼」は、至近距離でスマホ画面を見つめ続けることで「毛様体筋」がこり固まって、ピント調節がうまくできなくなる状態のことです。

一般的な老眼は加齢による水晶体の老化によって起こりますが、スマホ老眼の原因は一時的な毛様体筋の緊張です。

集中してパソコン仕事をしているときでも、スマホで動画を見ているときでも、15分おきにひと休みして10秒目を閉じた後、10秒遠くを眺めることで目の筋肉を休ませ、スマホ老眼を予防することができます。

エアコンの風は直接顔にあてない

暑がりだったり寒がりだったりで、エアコンの風に直接あたるのが好きな人がいます。でも、目の健康を考えると、エアコンの風はできるだけ避けたほうがいいです。なんとなく感じる程度の弱い風力でも、目は確実に乾きます。

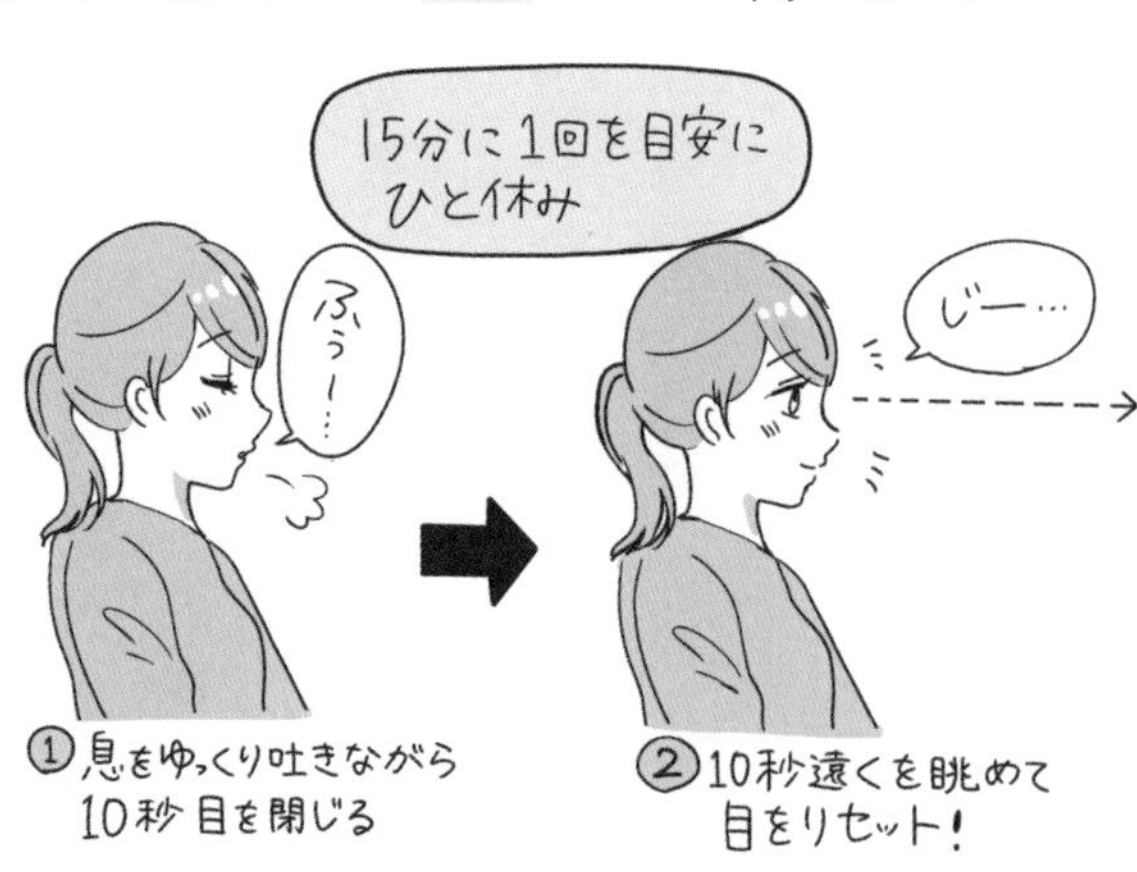

15分に1回を目安に
ひと休み
ふぅ〜…
じー…
①息をゆっくり吐きながら
10秒目を閉じる
②10秒遠くを眺めて
目をリセット！

洗濯物を干すことを考えたらわかるでしょう。微風でも風にあたり続ければ、衣類も断然速く乾きます。

人間にとって快適な湿度は40~60%といわれます。しかし、空調の効いたオフィスなどでは、湿度20%以下も珍しくありません。乾燥する時期には、できるだけ加湿器を使うようにして、身の回りの湿度を40~60%に保つようにしてください。

加湿器が使えず、どうしてもエアコンの風があたる位置に座らなければならない場合は、風よけのメガネをかけるのもいいでしょう。

最近では、乾燥対策としてフレームの周りにスポイトで水を垂らしておけるパーツがついたメガネも販売されています。そうしたツールも上手に活用しながら、大切な目の健康を守りましょう。

そのほか、目の健康を守るためにできること

「ステロイド」などの薬もうまく活用する

ときどき、目の治療に薬を使おうとすると、「副作用があるかもしれない」と、頑(かたく)なに拒否する患者さんがいます。

特に「ステロイド」と聞くと「副作用が強烈」「一度使ったらやめられなくなる」といった間違った先入観や誤解から、使いたくないという患者さんが少なくありません。

アスリートのドーピングの代名詞ともいえる「筋肉増強剤」として、ステロイド（アナボリックステロイド）を連想する人も多いです。

ステロイドが初めて臨床に用いられたのは、1949年のリウマチでの治療で70年以上の歴史があります。その歴史の中で、どんな症状に、どれだけの強さのステロイドを、どれだけの期間にわたって、どれだけの量を使うと副作用があるかといったことは、すでによくわかっています。

そもそもステロイドは、腎臓の上の副腎(ふくじん)の周りにある「副腎皮質」から分泌されるホルモンで、人体には必要な成分です。これが治療に使えるようになって、数多くの人命が救われてきたのです。この点をくれぐれも誤解しないようにしてください。

ステロイドは、必要以上の量を無用に長期間使ったりすると、確かに副作用が出ます。

皮膚科で処方してもらったステロイドを「肌の調子がよくなる」とクリーム代わりに使って、顔がむくむなどの副作用が起きたという話は、適切な用法・用量を守らずに起きた副作用なのです。

効果的な量を短期的に使って症状を改善し、そこで使用を適切にやめれば、ステロイドの副作用に悩まされることはありません。

花粉症で目がかゆくてたまらないというような場合、花粉症の症状が強まる時期だけステロイドを併用して生活の質を保ち、あとは使用をやめて副作用のない抗アレルギー剤を使えばいいのです。

また、「虹彩炎（こうさいえん）」の治療で考えると、いかに炎症を抑えて視力障害につながる合併症を最小限に食い止めるかがポイントとなります。そんな場合は、速やかに炎症を鎮める強力なステロイド（ベタメタゾンなど）がなければ、視力を失う人が続出してしまいます。

私たち眼科医は、ステロイドの作用、副作用などもしっかり把握したうえで、ステロイドを使わないで起こり得る症状と副作用を比較検討して、必要な最低限を治療に使っています。

ですから、素人の聞きかじりでむやみにステロイドを恐れて、症状を悪化させるようなバカげたことだけは避けてほしいのです。

眠れないときは「睡眠薬」を使うのもアリ

体内時計のリズムを整えてぐっすり眠る

人間の体は、寝だめができません。「休日にまとめて寝ればいいや」と睡眠不足が続くと、目が充血したり乾いたりするだけでなく、「高血圧」「糖尿病」「動脈硬化」のリスクが高まり、それが目にも悪影響を及ぼします。

最適な睡眠時間には個人差がありますが、一般的には7~8時間は眠ることが推奨されています。

「朝スッキリと目覚めることができる」「昼間に眠くならない」ことを目安に、十分な睡眠をとるようにしましょう。

ただ、睡眠時間は十分だとしても、「なんだか疲れがスッキリとれない」「しっかり寝たはずなのに寝不足のように感じる」など、睡眠の質がよくないことも少なくありません。睡眠の質を高めるには、日頃の生活リズムを整えることが大前提です。

「ベッドに入る時間は毎日バラバラ」「休みの前日は夜ふかし」「休日は昼すぎまで寝ている」といった生活リズムでは体内時計が乱れ、いつも時差ぼけのような状態になってしまいます。

睡眠の質を高めるコツは、起きる時刻を一定にしておくことです。

たとえば毎朝6時に起床すると決めておき、前の晩に夜ふかししても、とりあえず朝6時に起床。すると、その日の夜は早めに眠気に誘われるので、睡眠のリズムを保ちやすいのです。

体内時計のリズムには、「メラトニン」というホルモンが大きくかかわっています。

私たちの体内時計は「25時間周期」なのですが、朝、起きて太陽の光を浴びることで24時間のリズムに補正されるといわれています。

メラトニンは眠気を誘う〝睡眠ホルモン〟ですが、朝起きて太陽の光を浴びてから、およそ15時間後に分泌されます。そのため朝目覚めたら、まずは太陽の光を浴びることが大切なのです。

体内時計のリズムをリセットするためには、1000ルクス以上の光が必要とされています。たとえ雨の日でも、屋外ではおよそ5000ルクスの光が降り注いでいますが、住宅の照明は一般的には500ルクス程度しかありません。

天候に関係なく外の明るさに触れることが大切です。

メラトニンは、せっかく分泌し始めても、パソコン・スマホ画面の弱い光でも目に入るとストップしてしまいます。

そのため、前述したように眠りにつく2時間ほど前には画面を見るのをやめて、ゆっくりと音楽を聴いたり本を読んだりすることで、スムーズに眠りにつきやすくなります。

私たちの体は、お風呂に入っていったん上がった体温が下がるタイミングで眠気を感じます。入浴は眠りにつく1時間ほど前がベストだといえます。

「睡眠薬」は進化している

「体内時計のリズムを整えよう」といっても、どうしても忙しくて、寝る時刻がついつい遅くなるという人もいるでしょう。

寝ようとしても寝つきが悪いとき、もしくは仕事が忙しくて夜遅くなり翌朝も早起きしなければならず、すぐに寝たいというとき、私自身は「睡眠薬」（睡眠導入剤）を使います。

昔の睡眠薬は、脳全体の働きを抑えて眠らせるものが主流でした。そのため、人によってはよく効きすぎたり、服用量を間違えたりすると1日中だるかったり、眠気が続いたりすることが少なからずありました。

昔の映画やドラマでは、睡眠薬を大量に飲んで自殺を図るシーンが描かれたこともあり、睡眠薬にネガティブなイメージがつきまとっていた面もあります。

それだけに近年は、超短時間作用型の睡眠薬のことを「睡眠導入剤」と呼ぶことが多くなりました。

近年の睡眠導入剤は、昔の睡眠薬とは違って、「覚醒中枢」の働きを抑えるものが大部分です。「風邪薬やアレルギーの薬を飲むと眠くなる」のと似ていると考えればいいでしょう。

また、薬の作用の強弱、服用してから効果が半減するまでの時間の長短など、数多くのタイプが出ています。「起きた後にボーッとする」「倦怠感（けんたい）が残る」といった症状は、薬の選び方によってほとんどなくなります。

睡眠導入剤は、ドラッグストアなどでは手に入れることができません。

医師に「寝つきが悪い」「眠りが浅くて夜中に目が覚める」「ぐっすり眠れないせいか、朝、なかなか起きられない」など、具体的な症状を相談して、その症状に応じた睡眠導入剤を処方してもらうのがいいでしょう。

ドラッグストアでは、作用がおだやかな「睡眠改善薬」や「快眠サポート」のサプリメントなども販売されています。

column

視力を守るために「緑内障治療をデザインする®」

日本人の失明原因の1位である「緑内障」は、目で見たものの信号を脳へ送るための視神経がダメージを受けて、少しずつ見えない範囲が広がる原因不明の病気です。じわじわと症状が進行し、一度症状が悪化してしまうと、失われた視野をもとのようにとり戻すことはできません。緑内障の治療でできることは、病気の悪化を防ぐこと。視神経が障害される原因はいまだに不明なのですが、目薬で眼圧を下げると緑内障の進行を遅らせることができるとわかっています。

点眼というとてもシンプルな治療ですが、多くの患者さんは「目薬をさすだけで大丈夫なの？」「なぜ、目薬を3つも使わなければならないの？」「目薬を替えた理由がわからないけど、これでいいの？」と自分の目の健康を心配するあまり、たくさんの不安と疑問を抱えています。そのため私たちは、視力を守るために「緑内障治療をデザインする®」というコンセプトのもと治療にあたっています。

たとえば「神経のダメージがここまで広がっているから、これくらい強い目薬を使う」「1種類目の目薬で眼圧が○%下がったから治療を継続する」「最初の目薬で△%しか眼圧が下がらなかったから、2種類目の目薬で、□%眼圧を下げることを目指す」など、1人ひとりの数値をもとに判断基準を定め、目標値を決めた完全カスタマイズの治療をしているのです。こうして「緑内障治療をデザインする®」ことの最大のメリットは、患者さんも医師も明確な目標値を知ることで、早目早目に対処することにより、手遅れを防げる点です。

PART
5

「押す」「回す」「温める」「力を抜く」Dr.かじわら式10秒エクササイズ

押す

1回3秒でOK 目の周りを刺激してスッキリ

「PART5」では、日常生活のちょっとした合間に「押す」「回す」「温める」「力を抜く」だけでできる、場所も時間も選ばない、目の健康を守る簡単エクササイズを紹介します。

1つひとつは、ほんの数秒しかかかりません。いくつか組み合わせても1分もかからないでしょう。ちょっとしたスキマ時間に実践して、習慣化していきましょう。

「目が疲れた」と感じたとき、無意識に目頭をもむ人が多いです。それもそのはずで目の周りには、目の疲れを回復させる「ツボ」が集中しています。ツボと呼ばれる部位は、神経の走行の影響で、刺激することでほかの部位に好影響の出る場所の俗称です。

ツボを刺激すると、神経が活性化し、その情報が脳や脊髄(せきずい)など体全体を操る中枢神経に伝わります。そして、中枢神経からツボというスイッチと関連のある臓器や神経の働きを〝調整する指令〟が出されるといわれています。

ツボ押しは、効果の程度の個人差が大きいことから、非科学的な民間療法のように思われがちですが、十分な科学的根拠があります。2006年にはツボの位置に関する世界基準がWHO（世界保健機関）によって定められるなど、世界的に医学的な効用が認められているのです。

1つのツボは、それぞれ2〜3回、〝イタ気持ちいい〟と感じる強さで3秒くらい押すのが基本です。

これから紹介するツボをすべて刺激する必要はありません。自分に合ったツボを見つけていきましょう。目の疲労を感じたら、触って気持ちいいツボをいくつか押してあげます。何度か試しているうちに、それぞれのツボの位置を覚えて、ふとしたスキマ時間に押して目の周りをリセットする習慣を持つといいです。

なかでも一番効果を実感しやすいのは「太陽」のツボです。

◎左右のこめかみの少しまゆ毛寄りのくぼみ「太陽（たいよう）」

骨のキワを内側に押し込むように刺激します。

目の疲れが原因の頭痛をやわらげ、モノがスッキリ見えるようになります。

◎ 左右の目頭の上、鼻寄りにあるくぼみ「清明（せいめい）」

親指をツボにあてて、上に向かって押し上げるように刺激しましょう。

スマホやパソコンを見続けた目の疲れがやわらぎ、視界がクリアになります。

◎ 左右のまゆ頭の内側のくぼみ「攅竹（さんちく）」

両手の親指で、くぼみを上に押し上げましょう。

ドライアイが原因で起こる目の疲れを軽くします。

◎ まゆ毛の中央、骨の上「魚腰（ぎょよう）」

指の腹で、ぐるぐると小さな円を描くようにマッサージしましょう。

（骨のキワを下から押し上げるのも効果的です）

まゆ毛の周りの筋肉をゆるめ、目の周り全体のこわばりをやわらげます。

◎ 目尻から指1本分、耳側にある骨のくぼみ「瞳子髎（どうしりょう）」

中指などを使い、骨のキワを目のほうに向かって押します。

緊張した目の周りの筋肉がほぐれ、目の疲れが軽減されるのを感じるはずです。

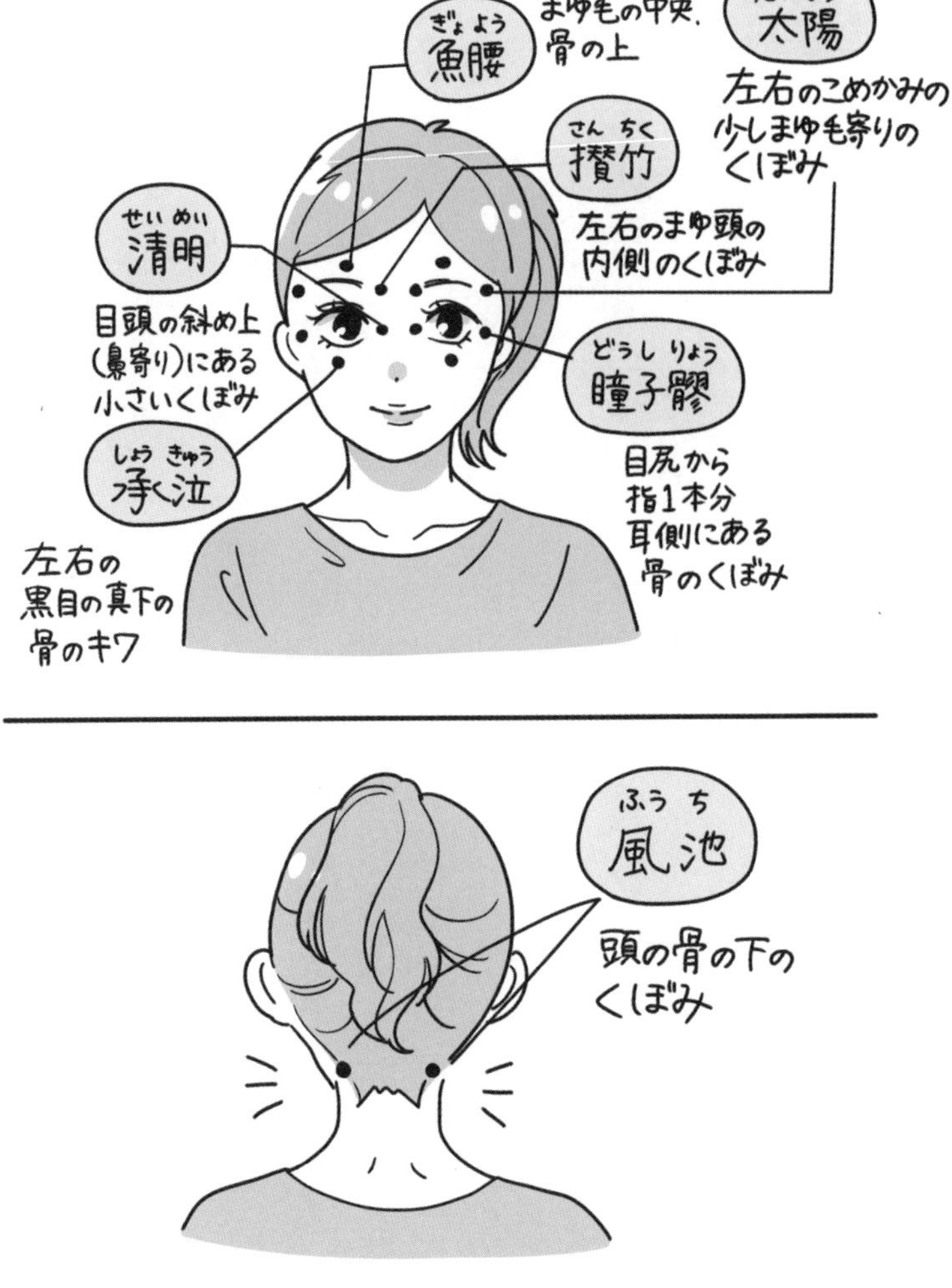

ぎょよう
魚腰
まゆ毛の中央、
骨の上

たいよう
太陽
左右のこめかみの
少しまゆ毛寄りの
くぼみ

さんちく
攢竹
左右のまゆ頭の
内側のくぼみ

せいめい
清明
目頭の斜め上
(鼻寄り)にある
小さいくぼみ

どうしりょう
瞳子髎
目尻から
指1本分
耳側にある
骨のくぼみ

しょうきゅう
承泣
左右の
黒目の真下の
骨のキワ

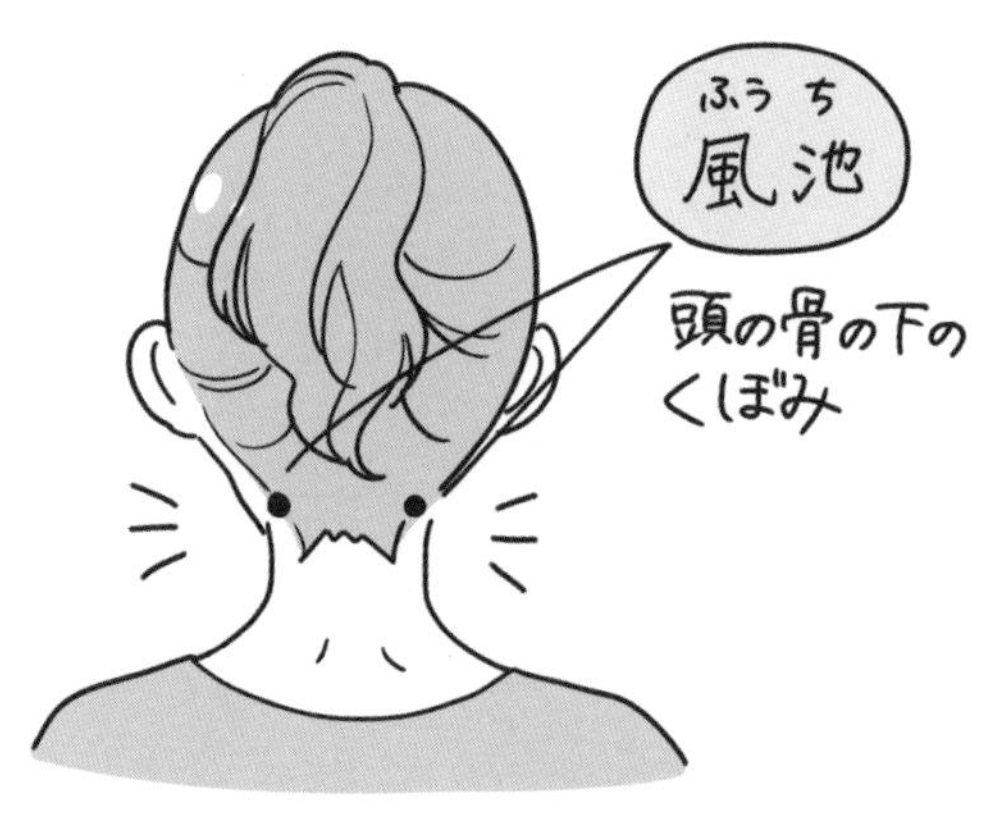

目の疲れに効く！　ツボ＆マッサージ

◎左右の黒目のちょうど真下の骨のキワ「承泣」

骨のキワに指先を引っ掛けるようにして下に押します。

目の下のくまや充血をやわらげる効果が高いツボです。

◎首の後ろ、頭の骨の下のくぼみ「風池」

両手の親指をくぼみの位置にあて、髪の毛の生え際を上に押し上げます。

目の疲れをやわらげるだけでなく、パソコンやスマホで前かがみになってこわばった首もほぐします。

回す

「眼球8の字グルグル」で目のこりをほぐす

私たちの目の周りには、大きく分けて3種類の筋肉があります。

1つは、目のレンズを支えて、ピントを調節する働きをしている「毛様体筋」などの「内眼筋」。2つ目は、目を上下、左右に動かすための6種類の筋肉「外眼筋」。3つ目は、

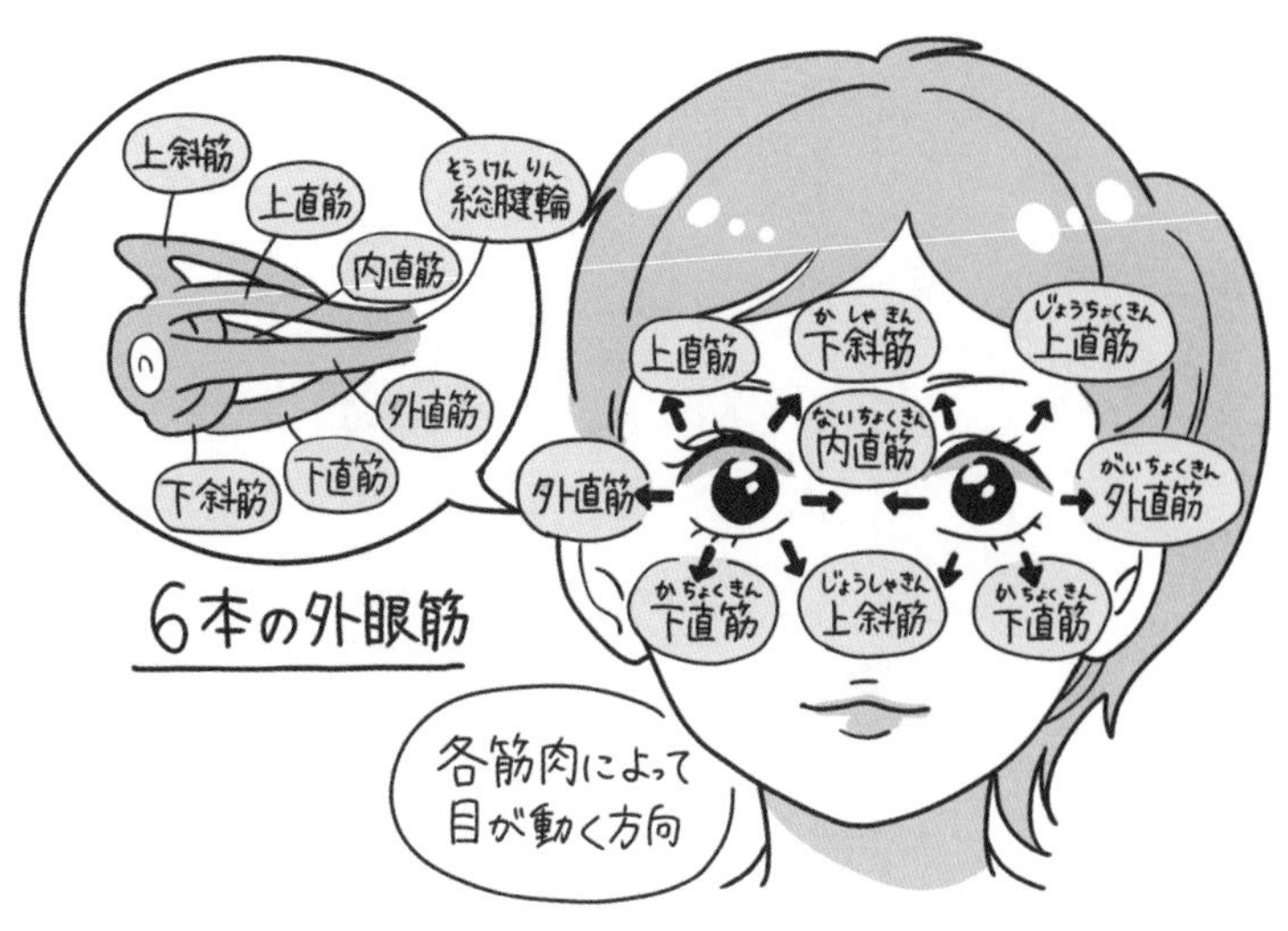

まぶたを閉じるための「眼輪筋」です。

ずっと目の前のパソコンやスマホの画面を見てばかりで緊張しっぱなしの毛様体筋（内眼筋）をゆるめるには、57ページで紹介したように遠くを見ることが有効です。

そして、眼球の向きを変えるための外眼筋は、目を意識的に動かすことでこわばりをほぐすことができます。

まずは眼輪筋、次に外眼筋と、パソコンやスマホの画面など1点を見つめ続けてこり固まった、目の周りの筋肉をゆるめるウォームアップをしましょう。

次に、目を8の字にグルグルと動かして、目を支える6つの筋肉すべてを一気にほぐします。

慣れてきたら、目をつぶったまま行ってもいいでしょう。また、反対回りに左から右へグルグルするのも、目を動かす筋肉に違う刺激が加わり、効果的にほぐしてくれます。

温める

目の周りを温めて血流をうながす

目の周りを温めるのは、血流をうながし、こわばった筋肉の緊張を解いてくれる、とても効果的なケアです。

179ページで紹介したホットタオルは毎晩、寝る前にまぶたにあてると、その日の目の緊張をやわらげて血流をうながし、目の回復を助けます。

最近では、使い捨ての「ホットアイマスク」や、電子レンジで温めるとくり返し使える「ホットアイピロー」なども売られていますから、ネット検索をするなどして好みのものを選ぶといいでしょう。

毎日の習慣に「目を温める」ことをとり入れるなら、バスタイムが有効です。

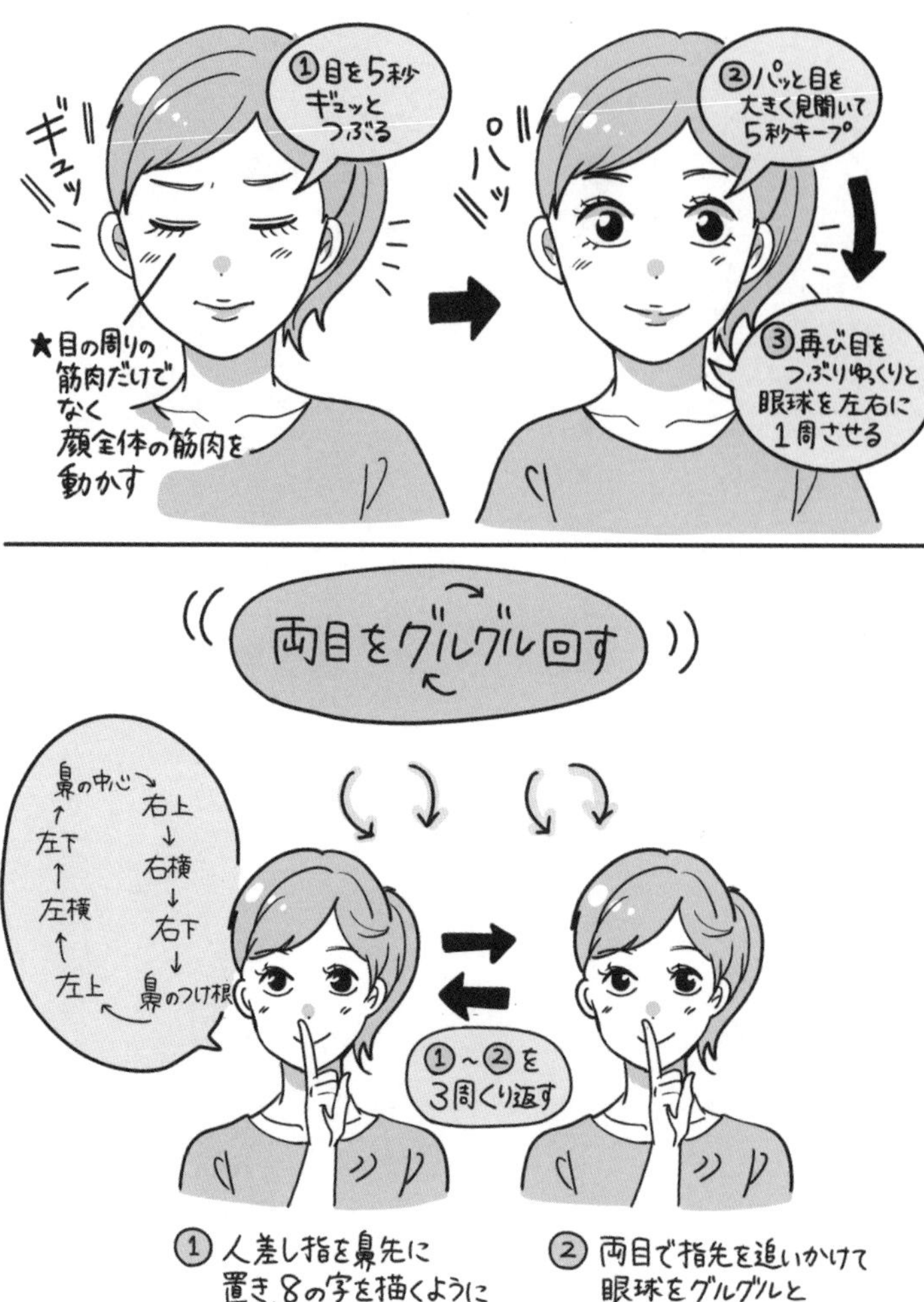
①目を5秒
ギュッと
つぶる
ギュッ
★目の周りの
筋肉だけで
なく
顔全体の筋肉を
動かす
パッ
②パッと目を
大きく見開いて
5秒キープ
③再び目を
つぶりゆっくりと
眼球を左右に
1周させる
両目をグルグル回す
鼻の中心
右上
右横
右下
鼻のつけ根
左上
左横
左下
①~②を
3周くり返す
① 人差し指を鼻先に
置き、8の字を描くように
動かす
② 両目で指先を追いかけて
眼球をグルグルと
動かす

湯船に浸かっているときであれば、レンジを使うことなくバスタブのお湯に浸してホットタオルがつくれます。そして、ゆっくりとぬるま湯に浸かりながら目を温めれば、全身の血流をうながすことができます。

目にホットタオルをのせながら、「眼球8の字グルグル」などの目のエクササイズやツボ押しを組み合わせてみましょう。

また首こりのある人は、体全体が温まっているバスタイムに、首をぐるっと右回し、左回しに回転させて首をほぐし、目への血流をうながすといいでしょう。

力を抜く

全身の力を抜いて自律神経を整える

筋肉が緊張すると、血管が圧迫されて、血液の循環が悪くなります。

デスクワークなどで同じ姿勢が続いて、こわばった筋肉の力を抜いてゆるめてあげることで、目や首から上にある細い血管まで血液が届きやすくなります。

力を抜いてリラックスすることによって「副交感神経」が活性化されます。すると、仕事や家事に追われて過剰に働きがちな「交感神経」とのバランスが整います。

そして、交感神経の働きで縮こまっていた血管をゆるめて、さらに血流を活性化できるのです。

肩をギュッとすくめて5秒↓一気に脱力×3回

現代人の最もこわばりやすい筋肉が、首から肩、そして背中に続く「僧帽筋（そうぼうきん）」です。スマホやパソコン作業で、無意識のうちに猫背になって肩が丸まったり、前かがみになったりすることが多いため、気づかないうちに首から背中にかけての筋肉は、ガチガチに固まりがちなのです。

これは、回りまわって「筋緊張性頭痛」や眼痛にもつながります。

僧帽筋のこりをほぐすには、「肩甲骨を動かす」ことを意識するのがポイントです。

体の多くの骨は、ほかの骨と関節で連結していますが、背中の上部にある肩甲骨は違います。鎖骨と上腕の骨につながってはいるものの、大部分は僧帽筋を含む、肩甲骨周辺の筋肉に支えられているのです。

そのため、肩甲骨を積極的に動かすことで、こり固まりがちな僧帽筋をゆるめることができます。

まずは、僧帽筋の上部の力を抜くエクササイズです。よく試合前のアスリートが、緊張をほぐすために肩を上下させているのを見たことがある人も多いでしょう。

同じように、
①両肩を耳の近くまでギュッと力を入れてすぼめて5秒キープします。
②肩甲骨を下げるようにして、肩をストンと落とします。
イスに座ったままでも、立ったままでもいいので、これを3回くり返しましょう。

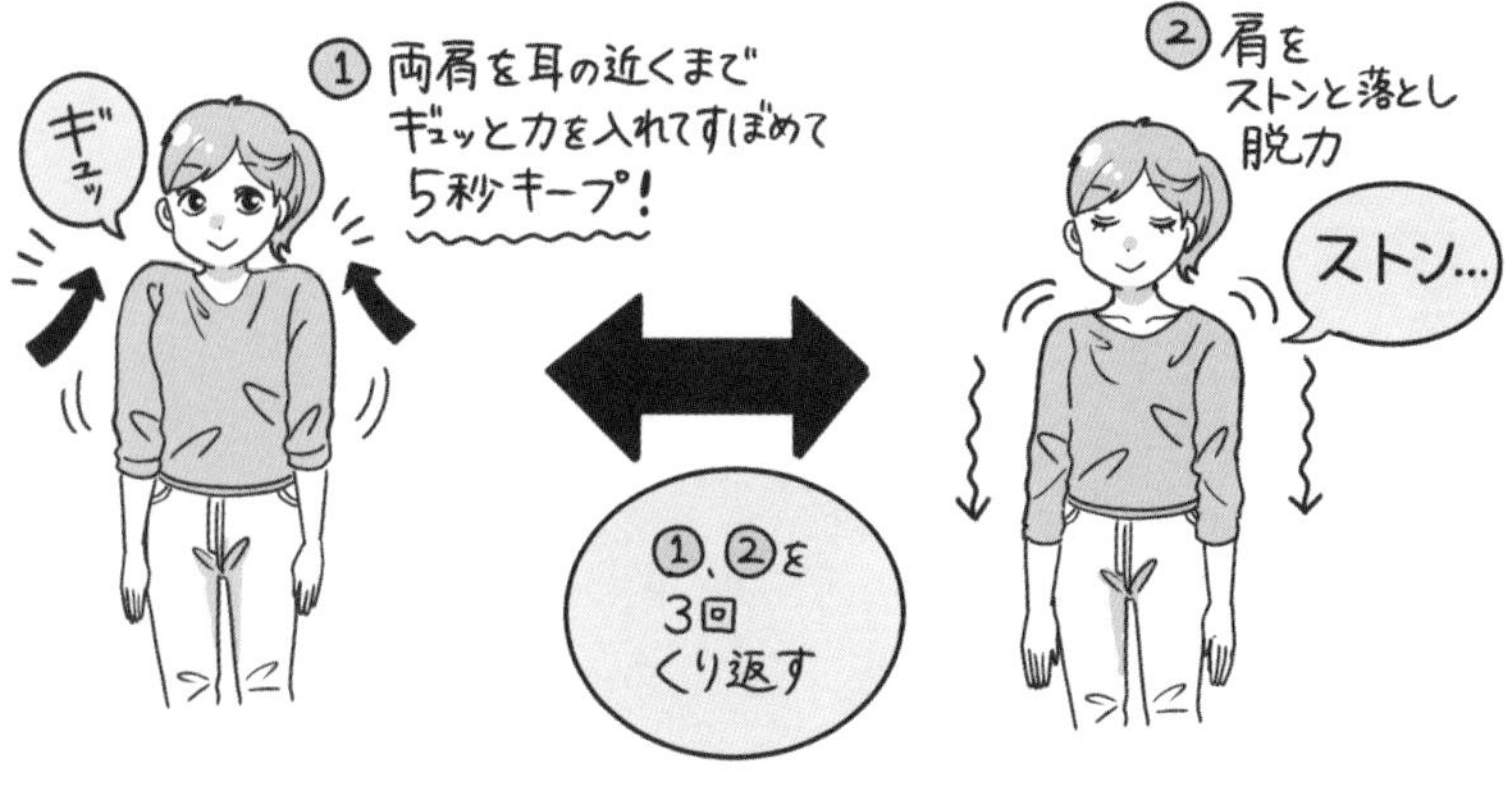
①両肩を耳の近くまでギュッと力を入れてすぼめて5秒キープ！
ギュッ
②肩をストンと落とし脱力
ストン…
①、②を3回くり返す

首・肩こりを一気に解消！ 僧帽筋のストレッチ

肩関節はグルグル３６０度回りますが、意識しないとあまり回さないので、しっかり動かすことで僧帽筋全体をほぐして、首・肩こりを一気に解消します（次ページ参照）。

前腕（ぜんわん）をグッと伸ばしてから、手首をぶらぶら脱力

長時間、同じ姿勢でデスクワークや作業をしていると、知らないうちに腕や手首がこり固まって、手や指がつった経験がある人もいるのではないでしょうか。

手首のこりは、腕・肩に伝わって血流を悪化させます。体の末端からこわばりをほぐし、全身の血流をうながしましょう。

それぞれ両腕をストレッチしたら、手首をぶらぶら回して脱力しましょう。

つま先を体のほうへ向けてふくらはぎを伸ばす

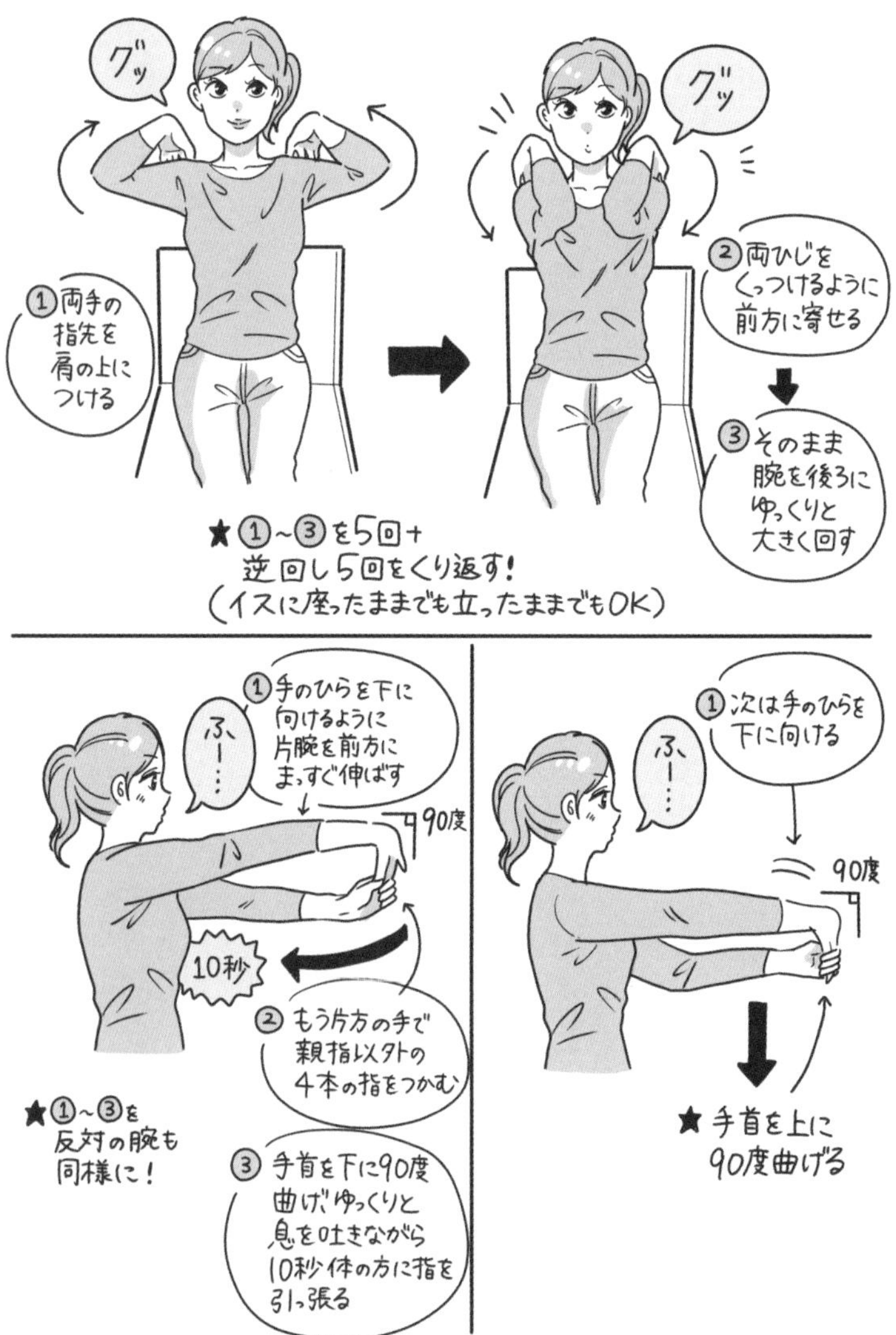
グッ
グッ
①両手の指先を肩の上につける
②両ひじをくっつけるように前方に寄せる
③そのまま腕を後ろにゆっくりと大きく回す
★①〜③を5回＋逆回し5回をくり返す！（イスに座ったままでも立ったままでもOK）
ふー…
①手のひらを下に向けるように片腕を前方にまっすぐ伸ばす
90度
10秒
②もう片方の手で親指以外の4本の指をつかむ
③手首を下に90度曲げ、ゆっくりと息を吐きながら10秒体の方に指を引っ張る
★①〜③を反対の腕も同様に！
ふー…
①次は手のひらを下に向ける
90度
★手首を上に90度曲げる

2本足で歩くヒトは、足先まで届いた血液を、重力に逆らって心臓まで戻さなければなりません。

そこで〝第2の心臓〟と呼ばれる「ふくらはぎ」の筋肉が、歩くことによってポンプの役割を果たし、血液を足先の末端から心臓へと上に送ります。

しかし、座りっぱなし、立ちっぱなしの生活が多い現代人は、ふくらはぎを使う機会が減っており、血流の悪化を招いているのです。

くつろぎのヨガポーズ

全身の力を抜いて体をゆるめる究極の

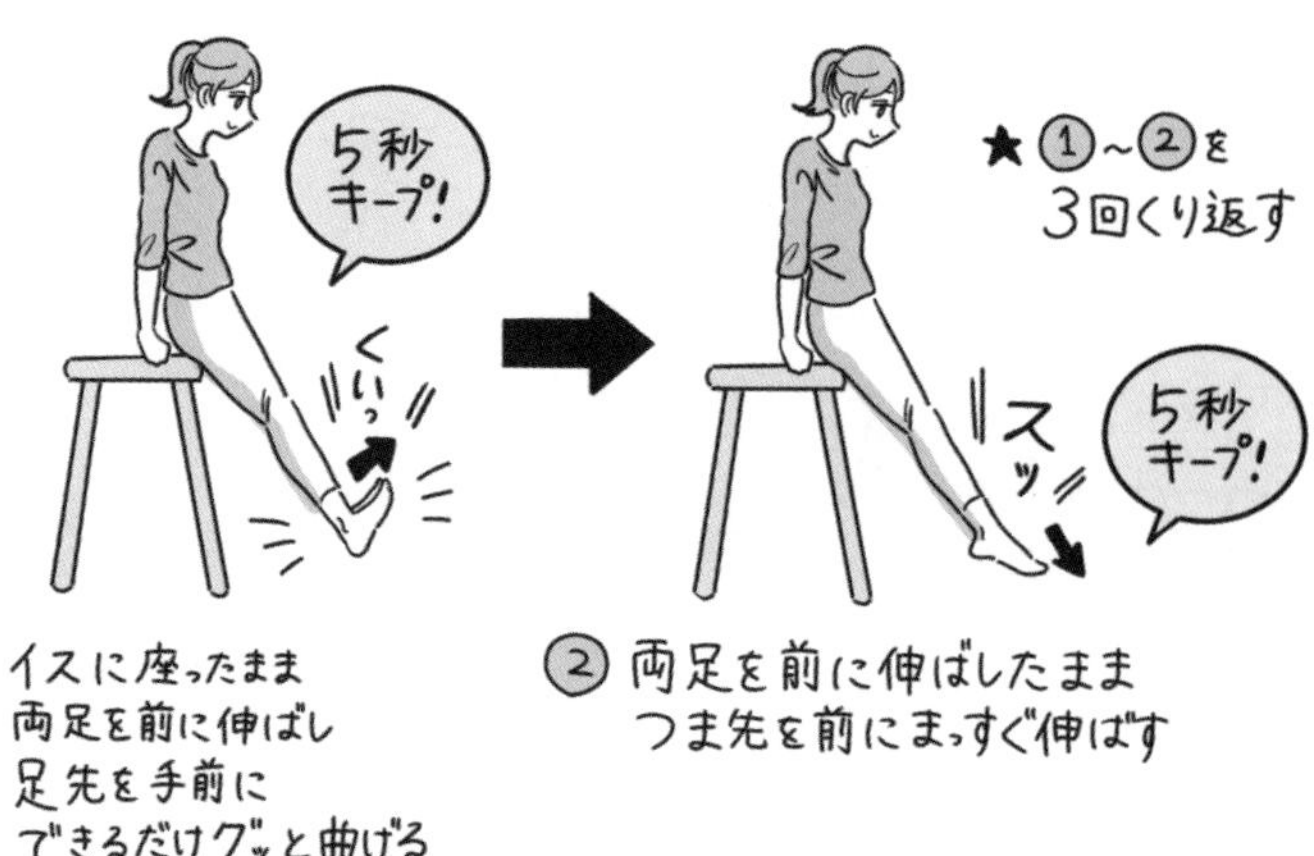

5秒キープ!
くいっ
5秒キープ!
スッ
★①~②を3回くり返す
① イスに座ったまま両足を前に伸ばし足先を手前にできるだけグッと曲げる
② 両足を前に伸ばしたままつま先を前にまっすぐ伸ばす

ポーズが、ほとんどのヨガのレッスンの最後に行われる「シャバーサナ（屍のポーズ）」。屍のように横になってリラックスすることで、「筋肉」「内臓」「神経」を休め、重力に従って下半身にたまりがちだった血流を全身に行き渡らせます。

全身を脱力させて動かないでいることは意外と難しいものです。最初は20秒くらいから始めてみましょう。1分、2分、3分とできるようになると、緊張状態から解放され、全身の血流がうながされます。

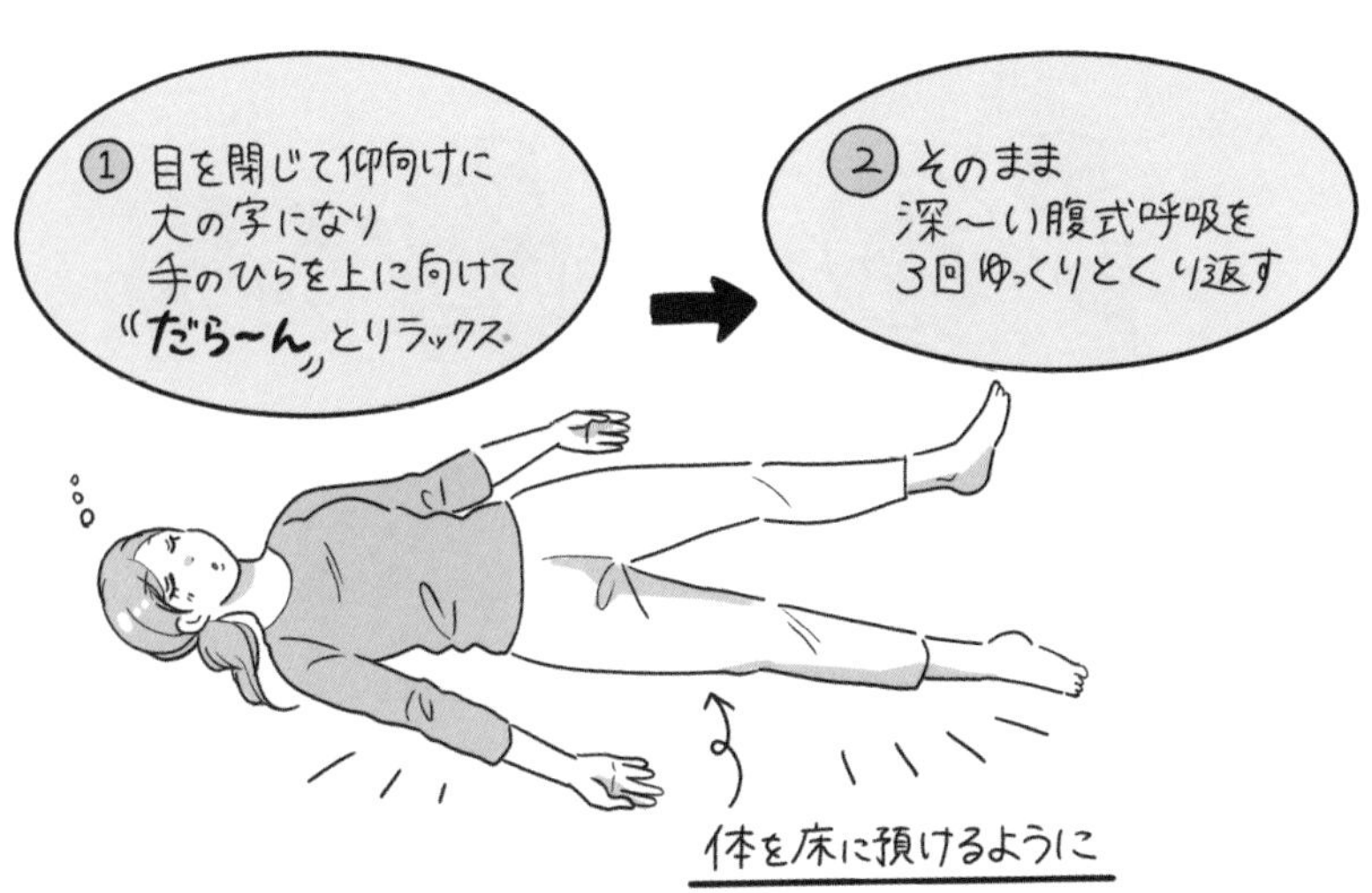

①目を閉じて仰向けに
大の字になり
手のひらを上に向けて
“だら〜ん”とリラックス
②そのまま
深〜い腹式呼吸を
3回ゆっくりとくり返す
体を床に預けるように

目との正しいつき合いかた

眼科を受診しても、医師も看護師も忙しそうで、なかなかゆっくり意見を聞けないことがあると思います。

たとえば、ライフスタイルによって疲れずに過ごせるメガネやコンタクトレンズの選び方はないのか。つい手にとってしまいがちな、ドラッグストアで買える目薬はどう選べばいいのか。

目を守るために適切な検診の受け方や信頼関係を築ける眼科の見つけ方など、そうした素朴ながら大切な疑問について、お答えしていくことにしましょう。

メガネとの正しいつき合いかた

パソコン作業用の専用メガネってつくったほうがいいの？

近視の人は、メガネに「遠くまでよく見える」ことを求めるせいか、視力を1・0や1・2など強めに矯正しがちです。

視力1・0というのは、5m離れたところから、片目で1・5㎜の大きさが見えるということです。

自動車の運転免許の更新で必要な視力は、両眼で0・7。果たして現代人の日常生活で、それほど遠くがよく見えるようにすることが必要かと考えると、そうではない場合が多いのではないでしょうか。

特に1日中パソコンと向かい合っている人は、視力1・0に矯正したメガネをかけた状態で、50㎝ほど先にある画面をずっと見ていたら、目に大きな負担がかかるのは想像がつくでしょう。でも実際には、そうしたケースがとても多いのです。

私は、パソコンを使う時間が長い人には、画面との距離で焦点が合うような、パソコン作業専用メガネをつくることをおすすめしています。

人によって異なりますが、たとえばこれまでは視力1・0が出るようにしていたものを、0・5や0・6くらいまで落とすのです。そうすることで、目のレンズを調節しピントを合わせるための毛様体筋が、過度に緊張することなくなるはずです。

これまで使っていた遠くが見えるメガネは、外出するときなど遠くが見えると便利な状況で使うといいでしょう。また、老眼の初期であれば、近視用メガネの度数を落とすことで、あまり不便を感じない程度に矯正することができます。

近視の場合、メガネやコンタクトの度数を1・0とか1・2のように遠くがハッキリ見えるように合わせていると、老眼になると「近くが見づらい」のが顕著にわかります。しかし、度数を落として0・7とか0・8にすることで近くも見えやすくなるため、パソコン作業専用メガネをつくらなくてもよいケースもあります。

遠視や老眼でない人にも、パソコン作業専用メガネは有効です。

私はときどき、視力がいい人にも、パソコンを使う時間が長いのであれば「凸レンズ」

のメガネを処方することがあります。「凸レンズ」というのは、近視の人とは逆に、近くを見るときでもまるで遠くを見ているときと同じように、ムリをしない自然な状態で近くの画面を見ることができるメガネです。

場面によってメガネを使い分けるのは「なんだか目が混乱して疲れそう？」と思う人もいますが、実はまったく反対です。

対象物との距離に応じて見やすい状況をつくってあげることで、目の疲れは驚くほど軽減されます。

また、パソコン作業で「目が疲れる」のは、多くの場合はドライアイが原因です。年齢を重ねるとドライアイに、さらに老眼が加わります。老眼で近くが見づらいのにムリして画面を見つめることによって、ピントを合わせる毛様体筋の疲れが加わり、さらにまばたきが減ることでドライアイも加わり、よけいに疲労を感じるのです。

ドライアイに加えて老眼がある人は、特にパソコン専用のメガネをかけることで筋肉の負担を減らし、目の疲れを大きくやわらげることができます。

コンタクトレンズとの正しいつき合いかた

コンタクトレンズは何がおすすめ？

コンタクトレンズには、大きく分けて「ソフト」と「ハード」の2種類があることはよく知られています。

ハードレンズと一部のソフトレンズは、洗って保存すれば一定の期間使用できますが、近年は「ワンデー」と呼ばれる、1日で使い捨てるソフトレンズが主流です。

私は、よほど強度の乱視がない限り、コンタクトレンズは「ワンデー」をおすすめしています。

なぜなら、涙に含まれる粘液成分や脂分は、どんなに丁寧にコンタクトレンズを洗っても、落とし切れずに少しずつ蓄積されるからです。

レンズに汚れがたまっていくと、目の刺激になり、慢性のアレルギー性結膜炎の原因になります。1日使ったら捨てて、翌日は新しいレンズを装用するのが、目の健康のためにはベストなのです。

以前は、ソフトレンズよりハードレンズのほうが「酸素透過性がいい」という利点がありましたが、「シリコーンハイドロゲル」という素材が登場し、いまやソフトレンズはハード以上の酸素透過性があります。

乱視の矯正はハードでないと難しかったのも、すでに過去の話です。

近年では、ある程度まではソフトレンズでも対応できるようになっています。

眼科医の間では、ハードレンズを長期間使い続けていると、「眼瞼下垂」になりやすいことがよく知られています。眼瞼下垂とは、「まぶたが垂れ下がる」症状です（34ページ参照）。

10年以上前に「乱視があるからハードレンズ」といわれて、それからずっとハードレンズを使い続けている。そんな場合、実際に乱視の程度を測ってみると、ハードレンズでなくても大丈夫な人がほとんどだったりします。

コンタクトレンズは人工呼吸器と同じ扱い？

コンタクトレンズを使い始めた頃は使用法を守っていたのに、使い慣れてきたら深夜までつけたまま動画を見続けたり、装着したまま眠ってしまったりする人もいます。たとえ使い捨てのワンデータイプとはいえ、長時間の装用には気をつけていただきたいです。

コンタクトレンズの適切な装用時間は、一般的には12時間以内といわれています。ただし、これは目の状態によって異なります。

いくらコンタクトレンズが高性能になったとはいえ、裸眼の状態に比べるとレンズを装用した目は酸素不足になりがちです。また、涙がレンズに持っていかれるなど、いろいろな不都合も生じます。

目の表面の角膜には血管がなく、主に涙を通して大気中から酸素をとり込んでいるため、コンタクトレンズの長時間装用で酸素が不足すると目に大きな負担となります。

朝起きてコンタクトレンズを入れたら、帰宅後に入浴するまでそのままという人がほとんどでしょう。でも、目の健康のためには、家に帰ったらすぐにレンズを外してメガネを使用。帰りが遅くなるようであれば途中でメガネに切り替えるなどして、装用時間を短くするようにしたほうがいいです。

コンタクトレンズは、人工呼吸器や人工透析器などと同じく取り扱いに注意が必要な「高度管理医療機器」に指定されています。これはつまり間違った使い方をすると、人体へのリスクが高いということでもあります。

そのような危険度の高いものの中で、使用者本人が管理責任を持つのはコンタクトレンズだけです。

わざわざ眼科に行って、コンタクトレンズを処方してもらうのはめんどうくさいと、検査を省いてネットでコンタクトレンズをまとめ買いをする人がいます。でも、買い足すたびに目に異常はないか、しっかりと眼科で検査をしてもらうことが、あなたの目を守る大切なステップなのです。

老眼鏡との正しいつき合いかた

老眼鏡でなく「○○○ルーペ」がいいの？

まずは老眼鏡と「○○○ルーペ」のような拡大鏡、そして遠近両用メガネの違いを簡単に説明しておきましょう。

老眼鏡とは、近くにピントを合わせるためのものであり、1人ひとりの目の状態や見え方によって度数などを調整します。一方の拡大鏡は、虫メガネと同様に小さなものを拡大して見やすくするためのものです。

つまり、老眼鏡では見たいものがそのままの大きさで見えますが、拡大鏡はモノが拡大して見えるということです。

拡大鏡は老眼鏡をかけなくても、細かいものをもっと見やすくしたい場合に使うものだといえるでしょう。

一方、遠近両用メガネとは、1枚のレンズに複数の焦点を設けることで、近くも遠くも見やすくしたものです。老眼鏡だと、近くを見るときだけかけて遠くを見るときには外したり遠く用のメガネにかけかえたりすることが必要になりますが、遠近両用の場合、どんな距離の対象物でもかけたままで自然に見ることができます。

近年の遠近両用メガネのレンズは、かつてのものとは異なり、境目がなく見た目は普通のメガネと変わりません。

しかし、1枚のレンズに「近く」「中間」「遠方」と多数の焦点が連続的に設けてあるため、「足元が浮いて見える」「見える範囲が狭い」などと感じることもありますが、それはすぐに慣れます。

また、遠近両用のコンタクトレンズも、最近では質の高いものが増えています。遠近両用のマルチフォーカル（多焦点）コンタクトレンズは、とても快適な使用感で私はおすすめしています。

老眼の症状が出始めたら、できるだけ早くから使って慣れるようにしたほうがいいでしょう。特に、近視があって普段からコンタクトレンズを使用している人は、老眼になったからといってメガネだけの生活に切り替えるのは難しいです。

その場合、早めに遠近両用のコンタクトを使い始めることをおすすめます。

「100円ショップの老眼鏡はダメですか？」とよく質問されますが、使われているレンズの度数やフレームの形が、ご自身の状態にマッチしていれば問題ありません。

ただし、100円ショップで売られている老眼鏡は、度数が大まかです。使用することを否定はしませんが、もしかけていて疲れると感じたら、やはりご自身の目の状態に合うものを検査したうえで、つくったほうがいいでしょう。

人間ドックとの正しいつき合いかた

〝目の健康診断〟は何歳からしたほうがいい？

一般的に健康診断や人間ドックで行われる目の検査は、「視力検査」「眼圧検査」「眼底検査」の3つです。

視力検査→メガネやコンタクトレンズで矯正した視力がどのくらいかわかる。
眼圧検査→基準値「10〜21mmHg」として、それ以上高いと眼内の炎症（虹彩炎など）か、眼圧が高いタイプの緑内障が疑われる。
眼底検査→目の一番奥にある「網膜」「血管」「視神経」の状態がわかる。

視力を担う「黄斑部」の病気や視神経の状態によって「緑内障」や視神経の疾患の可能性をチェック。また、出血や新生血管などが見られると、「糖尿病」と「高血圧」の合併症の可能性を考えます。

こうして説明すると、人間ドックで行われる検査を受けていれば、安心できるように思えるかもしれません。

しかし実際は、人間ドックで行われる検査では、よほど重症の人でない限り、目の病気は見つかりにくいといえます。

その大きな理由として、人間ドックでは特定の眼科にあるような最新の専門的な検査機械を導入していないからです。たとえば、眼底検査は「網膜」「血管」「視神経」の状態をカメラで撮影して確認します。

本来は3次元の立体的な眼底を2次元の写真で判断しなくてはならず、診断にはおのずと限界が生じるのです。

一方、33ページでも触れたように、私のクリニックでも導入している「ОＣＴ」（光干渉断層計）では、赤外線を利用して網膜の断面を3次元的にとらえることができます。

人間ドックや眼科検診などで緑内障の可能性を指摘されたものの、自覚症状がないため「大丈夫だろう」と5年くらい放ったらかしにしていた人がいましたが、「やっぱり、見えにくくなってきた」と私のクリニックを訪れたときには、すでに末期の状態となっていたこともあります。

つまり人間ドックや検診で見つかるものの多くは、ある程度進行した病気で、初期に見つかる割合は高くないということです。

また、本書でこれまで何度も出てきている網膜剥離は、眼底の端（はし）のほうに起こるのがほとんどです。通常の眼底カメラには写らないので、人間ドックや検診で見つかることはほとんどありません。

レーシック手術との正しいつき合いかた

レーシックってどうなの？

日本では2000年に厚生省（現厚生労働省）が認可した、目の屈折矯正手術「レーシック」。角膜にレーザーをあてて角膜のカーブを変え、近視・遠視・乱視を矯正します。現在では、米国国防総省の軍パイロットやNASA（米航空宇宙局）の宇宙飛行士の適合検査でも認められるなど、その効果や安全性も確立されています。

そのため近視が強くて、朝起きたらメガネをかけないと周囲が見えづらくてトイレにも行けない人や、スポーツをする人などにとっては、裸眼の視力が回復することの恩恵は大きく、レーシックを検討してもいいのではないかと私は考えます。

しかし、どんな手術でも、合併症やリスクの可能性はあります。

レーシックの場合、手術を受けた多くの人に見られるのが、ドライアイと夜間の光の乱反射です。

レーシック手術で角膜を削ることで、角膜の上皮にある知覚神経が少なからずダメージを受けます。この知覚神経は「涙が足りない」ことを感知するセンサーの役割をしているため、涙の量が減ってドライアイになりやすいのです。

そしてドライアイで、角膜の表面の状態が悪化することにより、夜間のまぶしさや見にくさを感じます。

一方、通常のレーシックは、老眼には効果がありません。そのため、レーシックで視力を矯正した状態で老眼が進行すると、老眼鏡は必要になります。

こうした合併症を納得したうえで、「メガネやコンタクトレンズから解放される」というメリットを選ぶのであれば、レーシック手術を受けることは合理的な判断になるでしょう。

レーシック手術が受けられるクリニックは、たくさんあります。

「日本眼科学会」「日本眼科医会」の会員であり、眼科手術を含んだ5～6年以上の臨床研修を修了し、専門医の認定を受けた「眼科専門医」の診察および手術を受けるようにしましょう。たとえ眼科専門医が在籍するレーシックのクリニックであっても、医師の説明がなかったり、受診したその日に手術をすすめたりするところは避けたほうがいいと思います。

また、レーシックは「保険外診療」のため、検査を含むすべての費用は自費となります。手術費用に術後の検査や薬の費用は含まれるのか、どのくらいの期間まで責任を持って診察してくれるのかなど、事前にしっかりと確認したほうがいいでしょう。

眼科医との正しいつき合いかた

よい眼科はどう選べばいい？

私はよい眼科というのは結局、「患者さんのことをどれだけ思っているか」に尽きると思います。それをどこで判断するかは、あらゆる面で患者さんの視点から「患者のためにやっているか？」と考えながらチェックしてみればいいのです。

受診前であれば、インターネットの口コミを探すより、まずはクリニックの公式ホームページを見てみましょう。

私は、口コミはあくまでも参考にする程度にとどめ、そのクリニックがどんな姿勢で運営されているのかを、公式ホームページで判断したほうが確実だと考えます。

病気のことや治療についてわかりやすく説明してある、院長の考えや方針などをハッキリと示している、診療や予約の手続きがスムーズになるよう工夫されている、といった配慮があれば、患者さんのことを考えようとしていることがわかるでしょう。

問い合わせの電話をしたときのスタッフの応対も、チェックできるポイントの1つです。院長が「患者さん思い」であれば、スタッフも患者さんの役に立てることに誇りを持って働いているはずです。応答が丁寧で、ハキハキと疑問に答えてくれるのであれば、よい眼科である確率がかなり高いといえるでしょう。

実際に受診したときには、丁寧な問診や検査、正確な診断をして、それに基づく的確な治療計画を立ててくれるのが、理想の医療サービスなのではないでしょうか。

ただし「よい眼科」には、大勢の患者さんが助けを求めて集まります。1人ひとりに丁寧に対応する病院は、予約をしていても時間がかかる場合があるかもしれません。

さらにいえば、眼科医もスタッフも、患者さんの不安や疑問にしっかりと耳を傾けて、納得いくまで説明してくれるようであれば、患者さんに寄り添うクリニックであり、通う価値があるといえるでしょう。

また、スムーズに問診が受けられるよう、患者さんも「いつからどんな状態か」を整理しておいたり、聞きたいことをあらかじめリストアップしておいたりするといいでしょう。

おわりに

「治療方針で迷ったときは、これが自分の親だったらどうするかを考える。その基準で判断すればまず間違いはない」

私は研修医時代、恩師の秋山健一先生にこういわれ、この言葉がいまでも心に残っています。そのため、患者さんについて重要な判断をしなければならないときは、いつもこの基準に立ち戻って考えています。

また、慶應義塾大学医学部の先輩で日本眼科学会認定専門医の富田香先生には、「世の中には2種類の医療があるの。患者さんに何かをしてあげる医療と、患者さんに寄り添う医療よ」と教えられました。

私は「いま自分には、どちらができるだろうか」と自問自答をくり返しました。

そして、ハーバードとスタンフォードで研究を続けていたときには「ＴＬＣ」（Tender Lovely Care）という言葉に出合いました。「患者さんの立場になって優しく心のこもったケアをする」という意味です。恩師と先輩の言葉と米国で出合ったＴＬＣが、私のクリニックの「患者さんに対して親身になる」という理念につながっています。

そのためか私のクリニックには、ほかの病院での説明や治療方針に納得できず、何軒も眼科をはしごして、最終的にたどり着く「眼科難民®」の患者さんが多く来院されます。「眼科難民®」とは、私が名づけた言葉で、戦争や迫害、紛争などから逃れて行き場がなくなった難民のように、どこの病院へ行っても満足できる説明や治療を受けられず、行き場を失ってつらい思いをしている患者さんのことです。

こうした患者さんたちは、「先生におまかせします」と、医師を頼るのではなく、自分の病気を理解して受け入れ、前向きに治療をしていきたいと考えています。

それなのに、何を聞いても「大丈夫です」「変わりないですよ」「いつもと同じ目薬を出しておきますね」といわれてしまう。そんな対応に納得がいかず、「ここなら、もしかして……」と期待を抱き、別の眼科に行くことをくり返し「眼科難民®」になってしまう。こうした患者さんを救うのが、私のクリニックの使命だと思っています。

大切なことは、「その症状は放っておいていいのか」「治療しないといけない病気があるのか」を眼科を受診して判断してもらうこと。万が一、重大な病気が見つかった場合、目が不自由にならないようにきちんと治療することを患者さん自身が決意することです。

眼科医は質の高い医療を提供するのはもちろん、患者さんとともに悩み、寄り添うことで、目の病気に悩む人の救いとなる。私たちの仕事は、患者さんの人生をよりよくして、未来を明るくするために独自の価値を届けることです。

もちろん、患者さんと直接接する時間が長いスタッフ全員にも、この思いを繰り返し伝えることで理念を共有しています。仕事を通して困っている人を救うことができる、その点に大きな喜びを感じてくれる誠実なスタッフは私の誇りです。

またこの本も、多くの方に目のトラブルについて正しい知識を提供し「眼科難民®」にならないための一助となることを目的に書かれています。1人でも多くの方の、目の健康を守るためのガイドとしてお役に立てることを心から願っています。

2021年6月

梶原一人

梶原一人　かじわら かずと

眼科 かじわら アイ・ケア・クリニック院長。慶應義塾大学医学部卒。ハーバード大学研究員、スタンフォード大学リサーチ・アソシエート。日本人初のハワード・ヒューズ・メディカル・インスティテュート奨学生。北里賞受賞。
1959年東京都品川区生まれ。慶應義塾大学医学部卒業後、臨床眼科学を学び眼科医に。現場で治せない多くの病気に直面し「根本的な治療法を考えたい」と1990年にハーバード大学に研究員として留学。在職中に世界で最も権威のある科学雑誌『ネイチャー』『サイエンス』に論文を発表する。1994年、スタンフォード大学医学部・神経生物学教室にリサーチ・アソシエートとして移籍。1995年、東京大学医科学研究所・化学研究部の客員研究員を兼任し、帰国後は理化学研究所脳科学総合研究センター(神経再生研究チーム・チームリーダー)。2006年、「眼科 かじわら アイ・ケア・クリニック」開設。最新鋭の検査機器を揃えて高レベルの医療を提供するだけでなく、米国で学んだ「患者さんの立場になって優しく心のこもったケアをする(TLC=Tender Lovely Care)」を実践し、口コミで患者さんが増加。整理券を配布しても行列ができる評判のクリニックとなっている。

ハーバード×スタンフォードの眼科医が教える
放っておくと怖い目の症状25

2021年7月6日　第1刷発行

著者　梶原一人
発行所　ダイヤモンド社
〒150-8409　東京都渋谷区神宮前6-12-17
https://www.diamond.co.jp/
電話　03-5778-7233(編集)　03-5778-7240(販売)

ブックデザイン　岩永香穂(MOAI)
編集協力　塩尻朋子
イラスト　百田ちなこ
校正　鷗来堂
製作進行　ダイヤモンド・グラフィック社
印刷・製本　三松堂
編集担当　斎藤順

ISBN 978-4-478-11143-7